Ethik in den Biowissenschaften –
Sachstandsberichte des DRZE

Band 22: Big Data in der Medizin

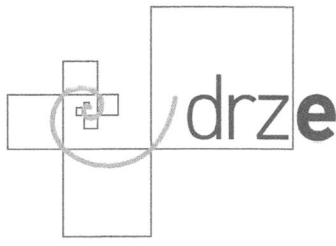

*Im Auftrag des
Deutschen Referenzzentrums für Ethik in den Biowissenschaften*

*herausgegeben von
Dieter Sturma und Dirk Lanzerath*

www.drze.de

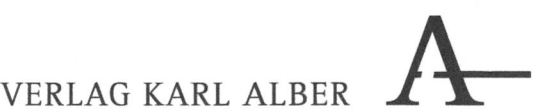

VERLAG KARL ALBER

Mit der Möglichkeit, Gesundheitsdaten aus vielfältigen Quellen schnell und in großem Umfang auszuwerten – Big Data in der Medizin – sind große Erwartungen verbunden. Informationstechnologien werden dazu eingesetzt, flächendeckend und personalisiert Therapien, Prädiktionen und Präventionswege zu entwickeln. Im Bereich der medizinischen Forschung können Gesundheitsdaten ebenso wiederholt im Hinblick auf neue Erkenntnisfragen ausgewertet wie ergebnisoffen zusammengetragen werden.

Dem Potential von Big-Data-Anwendungen stehen normative Herausforderungen gegenüber, insbesondere die mögliche Einschränkung der Privatsphäre, der Autonomie und informationellen Selbstbestimmung sowie die Folgen einer Kommerzialisierung im Gesundheitswesen. Die rechtlichen Vorgaben des Datenschutzes sind daher zunehmend darauf gerichtet im Sinne der informationellen Selbstbestimmung Zwecke und Umfang der Verwertung personenbezogener Gesundheitsdaten einzuschränken, um so den Einsatz von Big Data in ein rechtfertigungsfähiges Verhältnis zu den damit verbundenen Risiken zu setzen. Aus ethischer Perspektive werden ergänzend Zustimmungsmodelle weiterentwickelt oder neugestaltet, um die Autonomie der beteiligten Personen zu schützen. Eine maßgebliche Zielsetzung besteht dabei darin, Leitlinien zu entwickeln, entlang derer das Vertrauen in die beteiligten Institutionen aufgebaut und längerfristig gewahrt werden kann.

Der vorliegende Sachstandsbericht gibt einen Überblick über den technischen und organisatorischen Hintergrund von Big Data in der Medizin betrachtet grundlegende rechtswissenschaftliche Fragen und skizziert einen ethischen Leitfaden für den Umgang mit Big Data in der Medizin.

Big data in medicine and the possibility of rapidly collecting and analysing health data from various sources on a large scale are linked with high expectations. Information technologies are being used to develop comprehensive and personalised therapies, predictions, and new means of prevention. In medical research, health data is expected to be analysed repeatedly with respect to new research questions as well as to be collected in large amounts without any specific purpose.

However, normative challenges arise when it comes to the use of big data in medicine, including especially potential privacy breaches, limitations of autonomy, restrictions of individual data control and the consequences of health care commercialisation. To outweigh the advantages of big data use with its risks, regulatory requirements aim increasingly at restricting the purpose and extent of the use of personalised health data. From an ethical perspective, consent models are developed or created to protect the autonomy of the participants involved. A major goal of these initiatives is the development of guidelines establishing and assuring trust in involved institutions.

The present expert report provides an overview of the technical and organisational status of big data in medicine, considers basic juridical questions and outlines a possible ethical framework for the application of big data in medicine.

Laura Summa / Ulrich Mansmann /
Benedikt Buchner / Maximilian Schnebbe

Big Data in der Medizin

Konzeptionelle, rechtliche und
ethische Aspekte

Verlag Karl Alber Freiburg/München

Diese Publikation wird als Vorhaben der Nordrhein-Westfälischen Akademie der Wissenschaften und der Künste im Rahmen des Akademienprogramms von der Bundesrepublik Deutschland und dem Land Nordrhein-Westfalen gefördert.

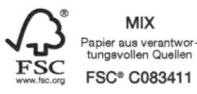

MIX
Papier aus verantwor-
tungsvollen Quellen
FSC® C083411
www.fsc.org

Originalausgabe

© VERLAG KARL ALBER
in der Verlag Herder GmbH, Freiburg / München 2020
Alle Rechte vorbehalten
www.verlag-alber.de

Redaktion: Aurélie Halsband

Satz: SatzWeise, Bad Wünnenberg
Herstellung: CPI books GmbH, Leck

Printed in Germany

ISBN 978-3-495-49191-1

Inhalt

Vorwort

Daten werden gemeinhin als Ausgangspunkt eines Vorgangs aufgefasst, der zu Informationen, Wissen und Handeln führt. Anders als oft unterstellt wird, sind Daten keine einfachen Gegebenheiten. Vielmehr hängen sie in ihrem Zustandekommen von den funktionalen Eigenschaften der technischen Systeme ab, die im Zuge ihrer Gewinnung und Verarbeitung zum Einsatz kommen. Daten müssen technisch aufbereitet und interpretiert werden und sind im Hinblick auf ihren epistemischen Gehalt nicht selbsterklärend. Die auf dem Wege der Datenverarbeitung gewonnenen Informationen sind keine natürlichen Informationen oder unmittelbare Abbildungen der Wirklichkeit.

Unter dem Ausdruck »Big Data« wird das Erzeugen, Sammeln, Speichern, Verarbeiten und Auswerten von sehr großen Datenmengen verstanden. Big Data erweitern ersichtlich Handlungsspielräume. Uneinigkeit herrscht darüber, mit was für einer Art von Information und Wissen wir es im Rahmen von Big-Data-Anwendungen zu tun haben und was in diesem Zusammenhang als wissenschaftliche Erkenntnis im Sinne nachvollziehbarer Methodik und rechtfertigungsfähiger Erklärung gelten kann. Überraschenderweise wird in den angestrebten Klärungen des epistemischen Stellenwerts von Big-Data-Anwendungen selten zwischen Daten und Informationen deutlich unterschieden.

Im Gesundheitssystem richten sich große Erwartungen auf die Möglichkeit, durch Big Data die Qualität der medizinischen Forschung und Versorgung deutlich zu verbessern. Es ist allerdings zu fragen, wer personenbezogene Daten zu welchen Zwecken nutzt und welche Verbesserungen sich daraus für die einzelne Person tatsächlich ergeben. In den Modellen zum künftigen Einsatz von Big Data in der Medizin verblassen die ethischen und rechtlichen Ansprüche der Person in Szenarien vermeintlicher Fürsorge. Möglichkeiten der informationellen Selbstbestimmung und des Schutzes von Privatheit werden genauso eingeschränkt wie das Recht auf Nichtwissen. Dieser Verlust soll den Erwartungshaltungen zufolge hinzunehmen sein, wenn so die einzelne Person – ob erkrankt oder nicht erkrankt – besser und effektiver versorgt werden könne. Der

Umstand, dass technische Verbesserungen in der medizinischen Versorgung in aller Regel Rationalisierungen befördern und nicht etwa Freiräume für die Patientenbetreuung eröffnen, wird in den Szenarien wenig beachtet.

Wie bei allen technischen Systemen müssen auch bei dem Einsatz von Big Data Verbesserungen der Lebensqualität in ein rechtfertigungsfähiges Verhältnis zu den damit verbundenen Risiken gesetzt werden. Normative Herausforderungen der Big-Data-Anwendungen betreffen vor allem Verletzungen der Privatsphäre, Einschränkungen der Autonomie und informationellen Selbstbestimmung, Verschlechterungen des Arzt-Patienten-Verhältnisses sowie die Zunahme der Kommerzialisierung im Gesundheitswesen.

Bei der normativen Beurteilung des Einsatzes von Big Data kommt dem Aufbau und der institutionellen Sicherung von Vertrauen entscheidende Bedeutung zu. Das gilt besonders für die medizinische Versorgung und Forschung, da die dort eingeübten Regeln der informierten Einwilligung in den Kontexten der Big-Data-Anwendungen nicht mehr greifen. Dieser Umstand hat zu einer Reihe von Überlegungen zur Neugestaltung von Zustimmungsmodellen geführt.

Weil die in der Medizin genutzten Daten zu einem Großteil personenbezogen sind, lässt sich nicht ohne Weiteres ausmachen, wie die einzelne Person unter den Bedingungen von Big-Data-Anwendungen ihre informationelle Selbstbestimmung überhaupt angemessen wahrnehmen kann. Der Ansammlung von Daten, mit der Verflüchtigungen von ursprünglichen Zwecksetzungen einhergehen, stehen rechtliche Rahmenbedingungen zum Schutz personenbezogener Informationen gegenüber. Der Datenschutz soll im europäischen Rechtsraum durch ein Verbotsprinzip mit Erlaubnisvorbehalt gewährleistet werden. Diese rechtlichen Rahmenbedingungen setzen der Weiterentwicklung von Big-Data-Anwendungen enge Grenzen.

In den Szenarien der Big-Data-Anwendungen bleiben Forschungsziele und therapeutische Ziele oft undeutlich, während der ökonomische Nutzen offenkundig ist. Wenn eine große Menge an Daten für die medizinische Forschung und Therapie aus unterschiedlichen Quellen zusammengeführt und von mehreren Institutionen genutzt werden soll, gilt es auf vertrauensbildende Weise sicherzustellen, dass der Schutz vor der Identifikation einzelner Personen sich nicht abschwächt und eine missbräuchliche Nutzung grundsätzlich ausgeschlossen ist.

Die Nutzung von Big Data in der Medizin weckt mittlerweile große Erwartungen, die mit einer durch und durch optimistischen Vision des harmonischen Zusammenspiels zwischen erkrankten beziehungsweise noch nicht erkrankten Personen, medizinischer Prävention, Therapie und Versorgung sowie neuen Geschäftsmodellen der Krankenhäuser als Treuhänder der Patienteninformationen, Krankenversicherungen und Pharmaunternehmen einhergehen. Am Ende hätte, so die Vision, das medizinische Personal aufgrund der Digitalisierung der Medizin mehr Zeit am Krankenbett und für die persönliche Betreuung zur Verfügung. Diese Vision hat im Hinblick auf den Schutz der Autonomie der Person und die informationelle Selbstbestimmung große Bedenken hervorgerufen, zumal sie weitgehend ohne normative Einschränkungen auskommt. Es wird insbesondere vor der Gefahr der Instrumentalisierung und Kommerzialisierung sowie der zumindest impliziten Wiederbelebung paternalistischer Modelle gewarnt.

In der optimistischen Vision findet nicht zuletzt das Recht auf Nichtwissen keinen Platz. Das unausgesetzte Sammeln und Überwachen von gesundheitsrelevanten Daten wird die einzelne Person mit einer praktisch kaum zu beherrschenden Menge von Informationen konfrontieren und sie in eine Position der ständigen Bewertung von Erkrankungsrisiken und Erkrankungserwartungen drängen. Die bedeutende Rolle, die in der optimistischen Vision Krankenversicherungen und Pharmaunternehmen einnehmen, verstärkt die Bedenken.

Bei Big-Data-Anwendungen in der Medizin werden Verantwortungsverhältnisse vage. Es lässt sich im Fall von fehlerhaften Nutzungen oftmals die rechtliche Zurechenbarkeit nicht mehr klären. Auch können einseitige Sichtweisen auf das Leben einer Person verstärkt werden, die dann nur noch als abstrakter Träger digitaler Informationen erscheint, deren psychischer und physischer Zustand sowie die damit einhergehenden Gesundheitsrisiken als quantitative Größen aufbereitet werden.

Big Data sollen einen wesentlichen Beitrag beim Übergang von der an Erkrankungsindikatoren orientierten Medizin zur personalisierten Medizin leisten. Es zeichnet sich noch nicht ab, wie auf der Grundlage der erhobenen Datenmengen der Bezug zur einzelnen Person praktisch herstellbar ist, ohne die datenrechtlich erforderliche Anonymisierung zu unterlaufen. Ohnehin bleibt fraglich, ob eine Anonymisierung vor dem Hintergrund der Vielzahl von digitalen Verknüpfungs- und Filtermöglichkeiten überhaupt noch möglich ist. Auch dürften selbst unter günstigen Bedingungen Transparenz und Nachvollziehbarkeit für die betroffenen Personen kaum zu erreichen sein.

Unabhängig von berechtigten Bedenken darf nicht übersehen werden, dass der Einsatz von Big Data bereits zu großen Verbesserungen in der modernen Gesundheitsversorgung geführt hat und dafür mitverantwortlich ist, dass sich zumindest in den entsprechenden Anwendungsfeldern Lebensdauer und Lebensqualität ständig erhöhen.

Der Sachstandsbericht *Big Data in der Medizin* stellt für den Bereich der Medizin das Spektrum gegenwärtiger Big-Data-Anwendungen und möglicher Weiterentwicklungen sowie die sich damit verbindenden rechtlichen und ethischen Herausforderungen dar. Es werden die Entwicklungen bis zum Juni 2020 berücksichtigt.

Dieter Sturma

I. Big Data in der Medizin: Konzeptionelle, organisatorische und technische Aspekte

Ulrich Mansmann

1. Einleitung

Daten und ihre Nutzung als *Linked Data, Big Data, Forschungsdaten* oder *Sekundärdaten* sind Gegenstand vieler fachlicher und öffentlicher Diskurse. Darin werden Daten als synonym zu Informationen aufgefasst und es ist oft unklar, wie der Begriff »Daten« verwendet und von Informationen unterschieden wird. Eine Wissenschaft der *Data Science*, die Daten als primären Forschungsgegenstand betrachtet, ist im Entstehen. *Data Science* entwickelt sich im Moment eher als eine analytisch orientierte Fachdisziplin mit dem Ziel der Auswertung von Daten zur Gewinnung neuer Informationen. Daten werden dabei vor allem als Messungen und Beobachtungen aufgefasst, aus denen sich Unterschiede zwischen physikalischen Zuständen oder anderen realen Gegebenheiten ableiten lassen. Im Rahmen der Digitalisierung kommt eine weitere Eigenschaft von Daten ins Blickfeld: Daten als publizierte Nachricht.

Der Philosoph Brian Ballsun-Stanton[1] schlägt drei Datenkonzepte vor: (1) *Daten als Fakten* (»data as facts«, »data as hard numbers«) sind objektive, reproduzierbare Ergebnisse von Messungen, die wahre Aussagen über die Realität liefern. (2) *Daten als Beobachtungen* (»data as observations«) sind aufgezeichnete Wahrnehmungen. Sie benötigen Kontextwissen. Aus ihnen können durch Filterungen relevante Informationen gewonnen werden. (3) *Daten als binäre Nachrichten* (»data as bits«, »data as communications«) sind Zeichen, die zur Kommunikation dienen. Statt des Bezugs von Daten zur Realität steht in dieser Vorstellung der bedeutungstragende Charakter von Daten im Vordergrund.

Im Rahmen von Big Data spielt die Interpretation und Filterung von Daten eine zentrale Rolle. Man betrachtet Daten als aufgezeichnete Beobachtungen, die sich mit Verfahren des maschinellen Lernens auswerten lassen. Die digitale Veröffentlichung von Forschungsdaten folgt der Vorstellung von Daten als binäre Nachrichten. Die Entwicklung von Metho-

---

[1] Vgl. Ballsun-Stanton 2012: 17–20.

den der Evidenzsynthese mit der Analyse von Veröffentlichungsinhalten macht Dokumente zu Beobachtungsdaten.

Jakob Voß weist darauf hin, dass bei Daten als Fakten und Daten als Beobachtungen die Frage des Informationsinhaltes im Vordergrund steht.[2] Bei Daten als digitale Dokumente kann jedoch der gleiche Datensatz je nach Kontext unterschiedliche Informationen liefern. Daten sind genau dann Dokumente, wenn sie in einem Format mit einem sinnvollen Datenmodell vorliegen und somit zu bedeutungstragenden Zeichen werden.

Die Relevanz von Kontextwissen zur Interpretation von Daten verdeutlicht die Reanalyse der *SmithKline Beecham's Studie 329*.[3] Diese randomisierte kontrollierte Studie wurde zwischen 1994 und 1998 durchgeführt und ihre Ergebnisse zeigten, dass der antidepressiv wirkende Arzneistoff Paroxetin für Jugendliche sicher und effektiv ist. Nach Zugriff auf die Originaldaten im Jahr 2013 kam eine Reanalyse zum gegenteiligen Schluss: Das Präparat ist weder sicher noch wirksam. Der Zugang zu und der Umgang mit den Primärdaten bestimmt das Ergebnisdokument.

Die drei Datenkonzepte definieren Daten durch Unterschiede.[4] Sie bestehen bei *Daten als Fakten* zwischen realen Gegebenheiten und Daten treten als objektive Fakten auf. Bei *Daten als Beobachtungen* handelt es sich um Unterschiede zwischen verschiedenen Wahrnehmungen oder Beobachtungen, die auf mögliche oder tatsächliche Fakten verweisen. Bei *Daten als binäre Nachrichten* spielen Fakten oder Inhalte nur eine sekundäre Rolle. Daten repräsentieren hier Unterschiede zwischen Symbolen, die der Kommunikation dienen und je nach Nutzer bzw. Nutzerin unterschiedliche Informationen liefern können. Wie große Mengen an Daten – Big Data – in der Medizin zielführend genutzt werden könnten, wird gegenwärtig an dem Paradigma des *Lernenden Gesundheitssystems* ausgerichtet.

2. Digitalisierung und das *Lernende Gesundheitssystem*

Wie stellen wir uns das ideale Gesundheitssystem vor? Das System soll (1) für alle einen umfassenden Zugang zu einer konstant hochwertigen, wissenschaftlich fundierten medizinischen Versorgung bieten. (2) Es soll effizient sein, Verschwendung vermeiden und gleichzeitig die richtigen Behandlungen den richtigen Patienten und Patientinnen rechtzeitig zur

---

[2] Vgl. Voß 2012: 2.
[3] Vgl. Le Noury et al. 2015.
[4] Vgl. Ballsun-Stanton 2012: 17–20.

Verfügung stellen. (3) Das System soll sowohl aus klinischen Erfahrungen lernen als auch neues Wissen für Behandlungsmöglichkeiten generieren. (4) Es soll mitfühlend und fürsorglich sein.

Diese Wünsche stoßen in der Praxis auf Herausforderungen: Ein fragmentiertes Versorgungssystem, wachsende Belastung durch Regulierung sowie ein immer komplexeres Verständnis der Krankheitsprozesse und der daraus abgeleiteten Therapieansätze erschweren die Realisierung dieser Wünsche. Weiterhin bergen die neu aufkommenden Genomik- und Bildgebungstechnologien enorme kognitive und datentechnische Herausforderungen. Des Weiteren findet eine demografische Entwicklung statt, bei der unzureichende Personalressourcen einer alternden Bevölkerung und einer Explosion neuer Behandlungsmethoden gegenüberstehen. Der Einsatz von Informationstechnologie soll diese Probleme lösen.[5]

Das Konzept des *Lernenden Gesundheitssystems* wurde 2007 als Entwicklungsplan zur Lösung dieser Probleme vorgestellt und in den USA durch das *Institute of Medicine* (IOM) gesteuert.[6] Im *Lernenden Gesundheitssystem* sind Wissenschaft, Informatik, wirtschaftliche Anreize und Arbeitsformen auf kontinuierliche Verbesserung und Innovation ausgerichtet. Dabei sind qualifizierte Verfahren nahtlos in den Versorgungsprozess eingebettet und neues Wissen wird als integrales Nebenprodukt der Versorgungserfahrung erfasst. Das System durchläuft Zyklen, die (1) ihm Informationen entnehmen (Zusammenstellen der Daten aus verschiedenen Quellen; Analyse der Daten mit adäquaten Verfahren; objektive Interpretation der Ergebnisse) und (2) neues Wissen implementieren (Rückführung von Befunden in verschiedenen Formaten in das System; Änderung der Praxis).

Ein *Lernendes Gesundheitssystem* ist ein »soziotechnisches Projekt«.[7] Technische Innovationen erleichtern die Gewinnung von Information(en) aus dem System. Die Implementation von neuem Wissen und die Adaption des Systems sind interdisziplinäre Herausforderungen, die von Verhaltenspsychologie, Kommunikationswissenschaft, Implementierungswissenschaft, Verhaltensökonomie, Politikwissenschaft und Organisationstheorie adressiert werden.[8] Das Paradigma des *Lernenden Gesundheitssystems* folgt der klassischen Sicht auf die Regulierung komplexer Systeme, die auf Systemexploration und Systemsteuerung, auf Wissenserwerb und Anwendung von Wissen beruht.

---

[5] Vgl. Topol 2019b: 44–56.
[6] Vgl. Institute of Medicine 2007.
[7] Learning Healthcare Project 2015b.
[8] Vgl. Learning Healthcare Project 2015a.

Daten bewegen sich dabei in einem Netzwerk aus Institutionen, Technologien und wirtschaftlichen Interessen. Werkzeuge sind und werden dazu in eine gesellschaftliche Praxis integriert. Wissenschaft und Gesellschaft gehen mit ihnen eine Symbiose ein, die ihr Verhältnis zum Gesundheitswesen bestimmt.

Der vorliegende Artikel stellt Werkzeuge vor, die zur Verwirklichung des *Lernenden Gesundheitssystems* benötigt werden. Er behandelt die Entwicklung von Messinstrumenten, die Entstehung von Terminologien und Datenmodellen. Er diskutiert Hard- und Softwarekonzepte, Datenintegration und Formen der Datennutzung. Es werden technologische Aspekte von Datenherkunft, Datensicherheit und *Open Science* betrachtet. Der Artikel diskutiert die Schwierigkeiten, die eine schnelle Umsetzung dieser Visionen bremsen.

3.____Wie wurden Daten groß?

Für Sabine Leonelli beginnt der Weg zur zunehmenden Bedeutung von Daten mit der Erfindung von Messinstrumenten.[9] Sie beschreibt, wie Astronomen mit Galileis Teleskop den Himmel beobachteten und Daten sammelten, sie in Theorien übersetzten und damit die Beobachtungen in der Welt ordneten. Daneben wurden Klassifikationssysteme entwickelt, wie etwa die grundlegende Neugestaltung der biologischen Systematik durch Carl von Linné. Messinstrumente und Klassifikation sind die Voraussetzungen zum Erheben und Einordnen neuer Daten.

Einzelpersönlichkeiten haben aufgrund ihrer Daten und konzeptionellen Interpretation die Wissenschaft weiterentwickelt. Im 19. Jahrhundert entstanden dann erste institutionelle Datensammlungen. Es wurden Museen der Naturgeschichte gegründet und anatomisch-medizinische Sammlungen angelegt. Mit den Cholera-Epidemien entwickelten sich innovative Formen Daten zu sammeln, sie zu visualisieren und zu analysieren. Dazu gehören die geographische Fallkarte von John Snow[10] oder Arbeiten von Max von Pettenkofer.[11]

Die Gesundheitswissenschaften wurden im 19. Jahrhundert biometrisch. Christoph Bernoulli benutzte 1841 den Begriff *Biometrie* zur Bezeichnung der systematischen Messung und statistischen Auswertung

---

[9] Vgl. Leonelli 2019: 317–320.
[10] Vgl. Gerste 2014: 123–126.
[11] Vgl. Kisskalt 1948.

der menschlichen Lebensdauer.[12] Weiterentwickelt wurde diese neue wissenschaftliche Methodik durch Karl Pearson (1857–1936). Mit Francis Galton (1822–1911) popularisierte sich das Interesse an Eugenik und Genetik. Es entstanden neue Studienformen zum Sammeln und Interpretieren von Daten. Wilhelm Weinberg (1862–1937), ein Arzt aus Stuttgart und Ko-Namensgeber des Hardy-Weinberg-Gleichgewichts, führte erste Kohortenstudien zur familiären Vererbung von Tuberkulose durch. Hermann Werner Siemens (1862–1937), ein Dermatologe, vervollkommnete das Design für Zwillingsstudien. Damit begann die Sammlung genetischer Information. Später entwickelten sich Datenbanken zu genetischen Varianten bestimmter Modellorganismen. Heute verfügen wir über eine Vielzahl bioinformatischer Datenbanken.[13]

Die Gründung der Bibliothek des *Surgeon General's Office* im Jahr 1836 war für die Medizin ein Meilenstein im Umgang mit Daten und Wissen. Ihre Einrichtung wurde 1867 neben anderen Tätigkeiten von der Armee übernommen, da mit dem Ende des Bürgerkriegs neues Material zu bearbeiten war: Sie richtete das *Archiv der medizinischen Unterlagen aus dem Bürgerkrieg* (unerlässlich für die Überprüfung der Rentenansprüche der Veteranen) sowie das *Medizinische Museum der Armee* (heute das *Nationale Museum für Gesundheit und Medizin*) ein und übernahm die Redaktion für die Vorbereitung der mehrbändigen medizinischen und chirurgischen Geschichte des Rebellionskrieges. Daraus entwickelte sich die *United States National Library of Medicine* (NLM), die heutige Referenz für Informationsmanagement in der Medizin.

Die NLM betreibt das *National Center for Biotechnology Information.* Dort werden biomedizinische Datenbanken (u. a. *PubMed*) und Terminologien (*SNOMED CT* oder der *NLM UMLS Metathesaurus*) gepflegt. Die NLM unterhält auch das *ClinicalTrials.gov*-Register für Interventions- und Beobachtungsstudien am Menschen. Eine Aktivität, die 1924 durch die Gesundheitsorganisation des Völkerbundes gegründet wurde, um medizinische Versuche am Menschen öffentlich zu machen.

Es sind technische, institutionelle und politische Entwicklungen, die Datenkörper wachsen ließen und ihnen Bedeutung geben. Erstaunlich ist die Entwicklung nach dem Jahr 2000, die im Datenmanagement ein Auseinanderdivergieren zwischen öffentlichem und privatem Bereich mit sich brachte. Innovative Entwicklungen werden vor allem im privaten Bereich vorangetrieben. Große Konzerne übernehmen die Kontrolle über neue Formen von Daten. Während im öffentlichen Bereich mit dem Aufbau

---

[12] Bernoulli 1841: 5.
[13] Vgl. Mukherjee 2017: 178.

und der Pflege von Dateninfrastrukturen wenig Renommee zu gewinnen ist, steigen IT-Fachleute für Datenmanagement in den Firmenhierarchien auf der Karriereleiter schnell nach oben.

Während sich in vielen Disziplinen seit den 1970er Jahren Formen und Infrastrukturen der gemeinsamen Datennutzung entwickelt haben, besteht in der Medizin und in den Gesundheitswissenschaften ein großer Nachholbedarf. Die großen Defizite liegen in verschiedenen Bereichen begründet: (1) Es ist nicht klar geregelt, wem Daten gehören, (2) die Infrastruktur zur gemeinsamen Nutzung von verteilten Daten ist unvollständig, (3) Belohnungsmechanismen hierzu fehlen und (4) ein Steuerungsmechanismus *(governance)* in der Gesundheitsforschung ist bisher im Aufbau. Anders verhält es sich im Kontext der Medizin hinsichtlich der Integration von neuen Messverfahren.

4. Die Bedeutung von Daten: Messungen, Beobachtungen, Kontexte

Objektive Daten (Daten als Fakten) basieren auf Messverfahren. Ausgehend von einem Messprinzip und der Messmethode wird ein Messverfahren entwickelt und in einer Messeinrichtung implementiert. Die Durchführung einer Messung und der Vergleich mit einer Einheit liefert dann die quantitative Aussage über eine Messgröße.

Die Medizin hat seit Beginn des 20. Jahrhunderts eine Vielfalt neuer Messverfahren in ihre Beobachtungsaktivitäten integriert: Verfahren aus der Labormedizin, der Biotechnologie und der Elektrophysiologie, bildgebende Verfahren, aber auch Verfahren im Bereich der menschlichen Funktionsfähigkeit und Psychometrie.

Bei jedem Messverfahren sind Messungen mit Messfehlern verbunden. Eine Kalibrierung protokolliert diese Abweichungen. Kalibrierungsaspekte müssen dem Datennutzer kommuniziert werden, damit dieser die Daten sinnvoll verarbeiten kann. In der Labormedizin werden deshalb Kodierungssysteme und Standards benötigt, um Daten adäquat zu kommunizieren. Hochdurchsatzanalysen in den OMICS verlangen ähnliche Ansätze. Hier hat das Protokoll des *Minimum Information About a Microarray Experiment*[14] (MIAME) Standards gesetzt. Es beschreibt den Umfang notwendiger Informationen für die Reproduzierbarkeit von Microarray-Experimenten.

---

[14] Vgl. Brazma et al. 2001: 365–371.

Objektivität (alle Beobachtenden kommen zum gleichen Schluss), Validität (messen, was gemessen werden soll) und Reliabilität (der gleiche Beobachter kommt immer wieder zum gleichen Schluss) lassen komplexe Bewertungen individueller Krankheitssituationen zu Fakten werden. Dies betrifft die Bewertung von Bildern, von histologischen Befunden, aber auch von Lebensqualität, Schmerz, Komplikationen, Funktionsfähigkeit und Aspekte psychischer Gesundheit. Eine solche Bewertung kann vermittelt über Arzt oder Ärztin oder aber direkt vom betroffenen Patienten oder der betroffenen Patientin als *Patient Centered (Related) Outcome* erhoben werden. *Outcomes Research* hat sich in der klinischen Medizin und den Gesundheitswissenschaften zu einem eigenen Forschungszweig entwickelt.[15]

Eine eigene Dynamik erlebt die Erzeugung medizinischer Daten durch bildgebende Verfahren. Die erzeugten Bilder sind komplex und der geschulte Blick einer Ärztin oder eines Arztes selektiert nur spezielle Eigenschaften für die momentane Behandlung des Patienten und der Patientin. Die im Bild vorhandene Gesamtinformation *(Radiomics)* über Patientinnen und Patienten kann auf diese Weise nicht erfasst werden. *Radiomics* strebt die *automatische* Extraktion einer *großen Anzahl* von *quantitativen* Merkmalen, deren Visualisierung und statistische Analyse (insbesondere der Korrelationsprüfung mit klinischen Endpunkten) an. Spezielle Verfahren des maschinellen Lernens bieten die *tiefe Analyse (deep learning)* einer großen Anzahl von Bildern, um daraus ein weites Spektrum spezifischer Aspekte herauszulesen. Die Bildanalyse ist zu einem aktiven Feld der künstlichen Intelligenz geworden und erweitert das Informationsspektrum, das ein Bild liefert.[16]

Gesundheits- und Krankheitsprozesse lassen sich mittlerweile mit einem breiten Instrumentarium sehr granular messen, dokumentieren und somit umfassend quantifizieren. Die Weitergabe und Verarbeitung von Gesundheitsdaten werden leichter und verteilter. Gesundheitsdaten werden in digitalen Krankenakten gesammelt, auf die ein immer größerer Personenkreis zugreifen kann. In der elektronischen Patientenakte werden Daten zu einem Dokument. In Europa werden Gesundheitsakten vor allem durch private Anbieter auf den Markt gebracht. Steffen Mau beschreibt in seinem Buch *Das metrische Wir* wie App-Anbieter innovative Messapplikationen entwickeln und damit die Differenzierung und Personalisierung gesundheitlicher Daten vorantreiben.[17] Diese Aktivität fin-

---

[15] Vgl. Fitzpatrick et al. 1998: 1–74.
[16] Vgl. Parekha et al. 2019: 59–72.
[17] Vgl. Mau 2017: 115–121.

det im Dreieck Kundin und Kunde, Versicherer und App-Anbieter statt und verändert das traditionelle Vertrauens- und Verschwiegenheitsverhältnis zwischen Ärztinnen und Ärzten und ihren Patientinnen und Patienten. Firmen bieten ihren Kundinnen und Kunden Gesundheitsprofile in Echtzeit an, dazu ein persönliches Monitoring und Coaching.[18]

5. Die Integration von Daten: Begriffssysteme und Datenmodelle

Ergänzend zu der beschriebenen Bündelung von Gesundheitsdaten in digitalen Krankenakten werden die darin enthaltenen Daten in international festgelegten Codierungssystemen codiert. Das ermöglicht den Datenaustausch und die Weiterverarbeitung außerhalb eines proprietären Settings. Zur Codierung von Erkrankungen wurde die *International Classification of Diseases* (ICD) entwickelt, zur Codierung von Funktionalität die *International Classification of Functioning* (ICF). Der *Operationen- und Prozedurenschlüssel* (OPS) ist die amtliche Klassifikation zum Verschlüsseln von Operationen, Prozeduren und allgemein medizinischen Maßnahmen. *Logical Observation Identifiers Names and Codes* (LOINC) ist ein internationales, primär englischsprachiges System zur eindeutigen Verschlüsselung insbesondere von Laboruntersuchungen.

Eindeutige *Codes* definieren Entitäten, die in speziellen Umfeldern (Ontologien) formal aufeinander bezogen sind. Ontologien stellen ein semantisches Umfeld dar, das Entitäten zueinander in Beziehung setzt, sie strukturiert und den Datenaustausch ermöglicht. Damit können (1) bereits bestehende Wissensbestände zusammengefügt, (2) bestehende Wissensbestände durchsucht und editiert und (3) aus Typen von Wissensbeständen neue Instanzen generiert werden.

Ein *Code* geht drei Formen von Beziehungen ein: Eine Beziehung zu dem, was er bezeichnet (dem Denotat und Designat), zum Codenutzer und zu anderen Codes. Die entsprechenden Arbeitsfelder sind Semantik, Pragmatik und Syntaktik. Sie schaffen die Bedeutung der Daten und liefern die Instrumente, um mit Daten bedeutungsbasierte Prozesse für Maschinen durchführbar zu machen.

Eines der wichtigsten Ergebnisse der Erforschung medizinischer Semantik und Syntaktik ist die *Systematisierte Nomenklatur der Medizin* (SNOMED). Ihre neueste Version (SNOMED CT)[19] ist ein ontologie-

---

[18] Vgl. Dacadoo 2020.
[19] Vgl. SNOMED International 2020.

basierter Terminologiestandard, der medizinische Inhalte weitgehend eindeutig, präzise und unabhängig von der Ursprungssprache repräsentiert. SNOMED CT ist die weltweit umfassendste, mehrsprachige klinische Terminologie im Gesundheitswesen. Sie liefert wissenschaftlich validierte klinische Inhalte und bildet die Grundlage für die konsistente Darstellung von klinischen Inhalten in elektronischen Gesundheitsakten. Der Terminologiebestand ist auf andere internationale Standards abgebildet.

Im Jahr 2018 wurde SNOMED CT in Österreich eingeführt. Dies war ein wichtiger Schritt zur internationalen Interoperabilität der nationalen Gesundheitsdaten. SNOMED CT erleichtert die Verwendung österreichischer Gesundheitsdaten für Behandlung, automatisierte Entscheidungsunterstützung und Forschung. In der Bundesrepublik Deutschland werden derzeit erste, vorsichtige Schritte zur Einführung von SNOMED CT gemacht.

Patientenmobilität und Internationalisierung verlangen solche allgemeinen Terminologien. Die ärztliche Betreuung einer mobilen und alternden europäischen Bevölkerung wird auch außerhalb des Herkunftslandes stattfinden. Klinische Dokumente können deshalb nicht ausschließlich in der lokalen Sprache erstellt werden. Die Verwendung eines international kompatiblen Dokumentationsstandards erhöht daher die Qualität und Nützlichkeit dieser Dokumentation.

Die elektronische Verfügbarkeit von Information bietet Vorteile für retrospektive medizinische Forschungsprojekte, für die Versorgungsforschung, für die Rekrutierung von Patientinnen und Patienten in Studien, für Entscheidungsunterstützung, sowie für die fallbasierte Lehre.

Recherchen lassen sich effektiv durchführen, wenn eine umfassende und qualitativ hochwertige Codierung vorliegt. Werden etwa Fälle gesucht, bei denen eine maligne Neubildung des Verdauungstrakts mit der Gabe nichtsteroidaler Antirheumatika assoziiert ist, so hat die Freitextsuche in Patientenakten wenig Erfolg. Ein Patient, der Ibuprofen einnimmt und bei dem ein Lymphom in der Magenwand diagnostiziert wurde, kann nur gefunden werden, wenn man weiß, dass (1) Ibuprofen ein nichtsteroidales Antirheumatikum, dass (2) ein Lymphom eine maligne Neubildung, und dass (3) die Magenwand Teil des Verdauungstraktes ist. SNOMED CT stellt dieses Wissen zur Verfügung.

Ontologien sind in der Bioinformatik essentiell. Sie ermöglichen eine Zuordnung von Funktionsbezeichnungen über verschiedene Ebenen hinweg. Das *Gene Ontology*-Konsortium (GO)[20] versucht eine konsistente

---

[20] Vgl. Ashburner et al. 2000: 25–29.

Nomenklatur für die molekulare Funktion, den biologischen Prozess und die Zelllokalisation von Gen-Produkten zu erstellen. Die Ontologien der Bioinformatik erlauben eine Vernetzung von Datenbanken und die Einrichtung von Meta-Suchmaschinen mit dem gleichzeitigen Zugriff auf mehrere molekularbiologische Datenbanken für ein weitgefächertes Suchen.[21] Zentral verfügbar sind diese Informationsquellen über die NLM und über europäische Ressourcen.

Verschiedene Datenbestände besitzen in der Regel proprietäre Codierungssysteme und Datenmodelle. Elektronische Patientenakten sollen die klinische Praxis am *Point of Care* unterstützen, während administrative Antragsdaten für die Erstattungsprozesse der Versicherungen erstellt werden. Jeder dieser Datenbestände wurde für einen anderen Zweck gesammelt, was zu unterschiedlichen logischen Organisationen und physischen Formaten führt. Die zur Beschreibung von Arzneimitteln und klinischen Bedingungen verwendeten Terminologien variieren von Quelle zu Quelle.

Ein Datenmodell beschreibt die Daten eines Anwendungsbereichs und modelliert ihre logischen Beziehungen. Proprietäre Datenmodelle modellieren in der Regel nicht die Intention einer extern geplanten Analyse. Somit benötigt jede neue Fragestellung ihr eigenes Datenmodell oder es muss ein Datenmodell verwendet werden, das einerseits mit sehr allgemeinen Strukturen die proprietären Datenmodelle logisch umfasst und andererseits eine Vielzahl medizinischer Fragestellungen abdeckt. Ein solches allgemeines Datenmodell wird *Common Data Model* (CDM) genannt.

Das *Observational Medical Outcomes Partnership* (OMOP) CDM[22] ermöglicht die simultane und systematische Analyse von unterschiedlichen Beobachtungsdatenbanken. OMOP umfasst Instrumente, um die in verteilten Datenbanken enthaltenen Daten in ein gemeinsames Format (Datenmodell) sowie in eine gemeinsame Repräsentation (Terminologien, Vokabulare, Codierungsschemata) zu transformieren. Danach werden auf den transformierten und harmonisierten Datenbeständen systematische Analysen mit Hilfe von Standardanalyseroutinen durchgeführt. Möglich wird diese Transformation durch die Feststellung, dass unterschiedliche Codierungssysteme mit minimalen Informationsverlusten auf ein standardisiertes Vokabular abgestimmt werden können. Mit *Fast Healthcare Interoperability Resources* (FHIR)[23] ist für die klinische Medizin ein weiterer Standard entwickelt worden, der Datenformate und -elemen-

---

[21] Vgl. Smith et al. 2007: 1251–1255.
[22] Vgl. Observational Health Data Sciences and Informatics 2020.
[23] Vgl. HL7wiki 2016.

te und eine Anwendungsprogrammierschnittstelle für den Austausch von elektronischen Gesundheitsdaten beschreibt.

Große amerikanische Krankenversicherungsunternehmen bündeln die Daten ihrer Mitglieder im Format der elektronischen Patientenakten. Im Dezember 2016 demonstrierten zwei Arbeiten in der Zeitschrift *Science* die Potenziale solcher Daten für translationale Forschung. Daten der elektronischen Patientenakte von Mitgliedern des *Geisinger Health System* (GHS) wurden mit genomischen Daten der gleichen Patientinnen und Patienten in einer Kooperation mit dem *Regeneron Genetics Center* (RGC) kombiniert.[24]

6. Daten über Daten: Metadaten und ihr Management

Terminologien, Ontologien und Datenmodelle sind die Voraussetzung für die Integration von Daten. In diesem Abschnitt wird dargestellt, wie darüberhinausgehende Informationen zur Durchführung von Datenintegration in Form von Metadaten verwaltet und verarbeitet werden. Interoperabilität wird auch bei Metadaten zu deren Austauschbarkeit über Systemgrenzen hinweg benötigt. Dazu müssen ebenfalls Standards für Semantik, Datenmodell und Syntax eingehalten werden.

Metadaten gliedern sich in (1) deskriptive Metadaten mit Informationen zur Urheberschaft, zu Umständen und Inhalten der Daten, (2) strukturelle Metadaten zur Organisation der einzelnen Entitäten, ihrer Beziehungen und Strukturen, in die sie eingebettet sind und (3) administrative Metadaten, die die Herkunft der Daten und ihre Verwendungsrechte beschreiben. Wer digital fotografiert und seine Bilder in einem entsprechenden Bildverarbeitungssystem verwaltet, kennt diese Systematik. Zum Umgang mit Metadaten gehören Datenbanken für die Metadaten (Metadatenregister) und ein Metadatenmanagement.

Metadaten im medizinischen Umfeld enthalten Angaben zum Kontext, zur Qualität, zur Verfügbarkeit (Consent) und Aussagen zur Herkunft der Daten. Modellorganismus-Datenbanken in der Bioinformatik (etwa PomBase[25] oder FlyBase[26]) beschreiben die Herkunft dessen, was sie speichern, und geben Informationen über den Urheber, den Zweck und die experimentellen Bedingungen der Datenerzeugung. Benutzerinnen und Benutzer können damit die Qualität und Aussagekraft der Da-

---

[24] Vgl. Dewey et al. 2016: aaf6814 1–10; Abul-Husn et al. 2016: aaf7000 1–7.
[25] Vgl. Lock et al. 2018: D821–D827.
[26] Vgl. Thurmond et al. 2019: D759–D765.

ten bewerten.[27] Die COSMIC-Datenbank *(Catalogue of Somatic Mutations in Cancer)* erfasst die Herkunft ihrer Bestände und die Entscheidungen der Kuratoren zur Interpretation. Damit können Ärztinnen und Ärzte, die COSMIC etwa im Rahmen eines molekularen Tumorboards nutzen, die Bedeutung der Daten bewerten.[28]

Werden jedoch solche Informationen durch komplexe Integrationsprozesse herausgefiltert, können künftige Nutzerinnen und Nutzer die Qualität und Angemessenheit dieser Daten kaum noch einschätzen. Daten entstehen in gewissen Kontexten und sind Artefakte spezifischer Praktiken und kultureller Prozesse. Erst eine klare Darstellung ihrer Herkunft (Provenienz) ermöglicht die richtige Einschätzung der daraus gewonnenen Ergebnisse.

7. Algorithmische Diagnose und Phänotypisierung

Ein ergänzender Anwendungsbereich von Informationstechnologien zur Auswertung von Gesundheitsdaten entsteht aus der Kombination von Versorgungsdaten aus Behandlungskontexten mit algorithmusbasierten Ergänzungen. Die Praxis zeigt, dass Daten aus dem Behandlungskontext nicht fehlerfrei erhoben werden. Ärztliche Diagnosen sind nicht perfekt und Angaben zur Abrechnung bei Krankenkassen besitzen einen klaren Bias hin zur optimierten Erstattung. Es ist ebenso schwer aus einer Reihe von OPS- und ICD-Codes ein eindeutiges klinisches Bild eines Patienten oder einer Patientin zu gewinnen. Mittels komplexer Klassifikationsverfahren wird deshalb versucht aus den gegebenen Daten einer elektronischen Patientenakte genauere Diagnosen und bessere klinische Informationen zu gewinnen und den klinischen Phänotyp eines Patienten oder einer Patientin genauer zu bestimmen.[29]

Ein *berechenbarer Phänotyp* bezieht sich auf einen klinischen Zustand oder ein Merkmal, der oder das über eine computergestützte Abfrage in einem Datenbanksystem unter Verwendung eines definierten Satzes von Datenelementen und logischen Ausdrücken ermittelt werden kann. Diese Abfragen können Patientinnen und Patienten mit einer bestimmten Erkrankung, wie z. B. Diabetes mellitus, Adipositas oder Herzinsuffizienz, identifizieren. Standardisierte, berechenbare Phänotypen ermöglichen

---

[27] Vgl. Leonelli 2016: 205–213.
[28] Vgl. Forbes et al. 2017: D777–D783.
[29] Vgl. Bennett et al. 2017: 442–451.

pragmatische klinische Studien über mehrere Gesundheitssysteme hinweg und gewährleisten gleichzeitig Reproduzierbarkeit.

Eines der ersten Beispiele dieses Vorgehens ist eine Studie von Roy Perlis et al.[30] Die Autoren definieren mit einem Phänotypisierungsalgorithmus eine Kohorte mit behandlungsresistenten und -responsiven depressiven Patienten. Sie validierten ihren Algorithmus an einem Goldstandard. Die algorithmusbasierte Diagnose eines depressiven Patienten war präziser als die aus den Versorgungsdaten. David Thesmar et al. diskutieren den Einsatz solcher Algorithmen, um Fehler in Versicherungsdaten zu identifizieren und zu korrigieren.[31] Weitere Informationen finden sich in einem E-Book der NIH Kollaborationsgruppe zu *Phenotypes, Data Standards, and Data Quality.*[32]

Berechenbare Phänotypen stärken die Vision gemeinsamer Phänotypdefinitionen zwischen Forschung und Gesundheitsversorgung. In den USA bietet das NIH einen strukturierten Rahmen für die Entwicklung *berechenbarer Phänotypen.*[33] Die präzise Diagnose erfolgt durch Künstliche Intelligenz (KI), die dazu notwendige kompetente und umfassende Anamnese durch den Arzt oder die Ärztin.

8.   Ausgewählte Softwareprodukte zur Integration von Daten

Nachdem relevante und grundlegende Konzepte für die Integration von Gesundheitsdaten vorgestellt wurden, folgt nun eine sehr subjektive und akademisch ausgerichtete Vorstellung von Softwareprodukten für Datenintegration.

8.1   *i2b2 und tranSMART*

Die *i2b2 tranSMART Foundation*[34] ist eine durch ihre Mitglieder getragene, gemeinnützige Stiftung. Sie entstand 2017 durch die Zusammenführung der *i2b2-* und *tranSMART*-Gruppen und unterstützt eine Open-Source/Open-Data Entwickler- und Nutzergruppe rund um die Forschungsplattformen *i2b2* und *tranSMART.* Die Stiftung möchte effektive

---

[30] Vgl. Perlis et al. 2012: 41–50.
[31] Vgl. Thesmar et al. 2019: 745–752.
[32] Vgl. Richesson et al. 2014.
[33] Vgl. Mo et al. 2015: 1220–1230; Richesson et al. 2016: 1232.
[34] Vgl. i2b2 tranSMART Foundation 2014–2020.

Kooperationen verschiedener Akteure im Bereich der Präzisionsmedizin durch die gemeinsame Nutzung, Integration, Standardisierung und Analyse heterogener komplexer Daten aus dem Gesundheitswesen und der klinischen Forschung ermöglichen.

Die Entwicklung von i2b2 wurde durch Isaac Kohane, Shawn Murphy und Kollegen in Boston vorangetrieben. Diese Software kann komplexe Fragen an klinische Datenbestände stellen. Durch Abfragen über verschiedene Zentren hinweg werden retrospektive Beobachtungsstudien (Kohorten-, Fall-Kontroll-Studien oder Fallserien) möglich. Der i2b2 Software- und Methodenrahmen bietet klinischen Forscherinnen und Forschern die Exploration von Mustern in vorhandenen Daten. Darauf aufbauend kann dann die Entwicklung neuer Diagnostika, Prognoseinstrumente und Therapeutika beginnen.

Dazu folgendes hypothetisches Szenario: *Die Ärztin Marie G. interessiert sich im Rahmen ihrer klinischen Forschung für eine seltene neuromuskuläre Erkrankung (X). Ihr ist bekannt, dass vor 5 Jahren das Gen Y geklont wurde. Mutationen in diesem Gen sind für etwa 45 % aller Fälle von X verantwortlich. Marie G. hat die Hypothese, dass Mutationen in Y ebenso zum Risiko einer häufigen Art von Kardiomyopathie beitragen, die in der Regel im frühen mittleren Alter diagnostiziert wird. Marie will nun daraus ein Forschungsprojekt entwickeln, um ihrer Hypothese nachzugehen.*

Der Datenbank von i2b2 liegt ein sternförmiges Datenschema zugrunde. Es besteht aus einer zentralen Faktentabelle, die radial von einer oder mehreren Dimensionstabellen umgeben ist. Ein Fakt ist eine Aufzeichnung. So bedeutet die Beobachtung von Diabetes zu einem bestimmten Zeitpunkt nicht, dass der Zustand des Diabetes genau zu diesem Zeitpunkt begann, sondern nur, dass eine Diagnose zu diesem Zeitpunkt aufgezeichnet wurde (es kann im Laufe der Zeit viele Diagnosen von Diabetes für diesen Patienten geben). Die Faktentabelle enthält die grundlegenden Attribute über die Beobachtung, wie z. B. die Patienten- und Behandler-ID, einen Konzeptcode für das beobachtete Konzept, ein Start- und Enddatum und weitere Parameter. Dimensionstabellen enthalten weitere beschreibende und analytische Informationen über die Attribute in der Faktentabelle. Eine Dimensionstabelle kann Informationen zu einer bestimmten Form der Datenorganisation enthalten. Das i2b2 Data-Warehouse erlaubt vier Dimensionstabellen: Patient/Patientin, Konzept, Besuch und Versorger.[35]

Ähnliche Ziele verfolgt die Software tranSMART mit einem stärkeren Fokus auf OMICS-basierten Daten. Dazu nutzt tranSMART das

---

[35] Vgl. Tarantino 2018.

i2b2 Star-Schema für die Modellierung von klinischen und niedrig-dimensionalen Daten, stellt aber zusätzlich Ressourcen für hochdimensionale OMICS-Daten zur Verfügung. Die Software tranSMART wurde von zahlreichen pharmazeutischen Unternehmen, gemeinnützigen Organisationen und Patientenvertretungen, Akademikerinnen und Akademikern, Regierungsorganisationen und Dienstleistern evaluiert.[36] Die Entwicklung kam jedoch aufgrund konzeptioneller Probleme und der Kritik vieler Nutzerinnen und Nutzer ins Stocken. Die Kooperation zwischen tranSMART und i2b2 versucht diese Herausforderungen seit Mai 2017 anzugehen. Bei der deutschen Medizininformatik-Initiative (MII) sind i2b2 und tranSMART zentrale Instrumente für die technischen Plattformen der Datenintegration geworden.

8.2 Observational Health Data Sciences and Informatics *(OHDSI)*

Observational Health Data Sciences and Informatics (OHDSI)[37] ist ein interdisziplinäres Multi-Stakeholder-Programm mit dem Fokus groß angelegter Analysen über international verteilte Datenbestände. OHDSI arbeitet in einem internationalen Netzwerk mit der zentralen Koordination an der *Columbia University* (New York). Die verwendete Software ist *Open Source*. Die Ziele von OHDSI sind eng mit dem Paradigma von *Open Science* verbunden: Hochdurchsatz-Beobachtungsstudien mit konsistenten und standardisierten Methoden, reproduzierbare und objektive Auswertung sowie eine offene Dissemination der Ergebnisse. Vier Prinzipien bestimmen die Arbeit von OHDSI: Offene Standards, *Open Source*, *Open Data* und *Open Discourse*.

Die Kombination vernetzter medizinischer Datenquellen basiert auf der Abbildung der proprietären Daten auf das OMOP CDM (vgl. Abschnitt 5 »Die Integration von Daten«). Es werden offene Analyseskripte verwendet, die offen genutzt und verifiziert werden. Die Daten werden nach Prinzipien des verteilten Rechnens ausgewertet und sind außerhalb der sie betreuenden Institution prinzipiell nicht einsehbar (vgl. Abschnitt 8.4 »Verfahren zum Datenschutz und zur gemeinsamen Datennutzung«).

OHDSI unterstützt mit seinen Aktivitäten einen Paradigmenwechsel von der medizinischen Forschung mit Einzelstudien und Einzelanalysen

---

[36] Vgl. Christof et al. 2017: 70–79.
[37] Vgl. Observational Health Data Sciences and Informatics 2019.

hin zu einer groß angelegten, systematischen Evidenzerstellung aus realen Gesundheitsdatenquellen.

OHDSI-Projekte verwenden zwei Arbeitsumgebungen in der Cloud des *Amazon Web Service* (AWS). OHDSI-in-a-Box ist eine Lernumgebung. Dort findet man in einer virtuellen *Windows Maschine* viele OHDSI-Tools, Beispieldatensätze und unterstützende Softwareprodukte. Das gemeinsame Datenmodell (CDM) ist in einer PostgreSQL-Datenbank implementiert mit dazugehörenden Datenmapping- und ETL-Instrumenten. Für große internationale Projekte ist OHDSIon-AWS eine Referenzarchitektur. Sie ist eine mehrbenutzerfähige, skalierbare und fehlertolerante OHDSI-Umgebung.

Das für den Projektpartner zentrale *Open Scource* Arbeitsinstrument ist ATLAS. Es ist ein webbasiertes Instrument zur Konzeption und Durchführung von Analysen auf standardisierten Beobachtungsdaten. Die Durchführung von Echtzeit-Analysen erfordert den Zugriff auf die individuellen Patientendaten. Das OMOP CDM wird deshalb hinter der *Firewall* beteiligter Partner installiert. Zur Vorbereitung von Projekten und zur Code-Entwicklung kann eine öffentliche ATLAS-Instanz verwendet werden. Darauf wird mit simulierten Daten die Analyse vollständig definiert.

Das OHDSI-Netzwerk organisiert »Study-A-Thons«. Das sind kurze, konzentrierte, persönliche Treffen einer multidisziplinären Gruppe, um eine klinisch relevante Forschungsfrage mit Hilfe des OMOP-Datenmodells und der OHDSI-Tools zu bearbeiten. Der *Study-a-thon 2018* in Oxford beschäftigte sich mit der Vorhersage postoperativer Komplikationen (90-Tage-Mortalität) bei verschiedenen Knieersatzmethoden und diskutierte die statistische Analysemethode, die Datenqualität, die interaktiv erstellten Ergebnisse und die darauf aufbauenden Folgefragen.[38] ATLAS ermöglicht dabei die schnelle Erstellung, den Austausch, die Diskussion und das Testen von Kohortendefinitionen. Das macht Konsensfindung bei der Problemdefinition und Methodenwahl effektiver. Der *Study-a-thon 2018* führte zu einem wissenschaftlichen Poster.[39] Am 15.11.2020 war das Manuskript noch nicht nach einem Peer-Review veröffentlicht.

OHDSI arbeitet an der Umsetzung der Vision von *Open Science:* Zugängliche, zuverlässige klinische Evidenz durch den Zugriff auf die klinische Realität von Millionen von Patientinnen und Patienten auf der ganzen Welt.[40]

---

[38] Vgl. Study-A-Thon Oxford 2018.
[39] Vgl. Williams et al. 2019.
[40] Vgl. Hripcsak et al. 2015: 574–578.

8.3   Datenintegrationszentren

Das *Bundesministerium für Bildung und Forschung* (BMBF) fördert die *Medizininformatik-Initiative* (MII),[41] um Daten aus der universitären Krankenversorgung für medizinische Forschung nutzbar zu machen. Die Fördermaßnahme soll die medizinische Forschung stärken und die Patientenversorgung verbessern. Fast alle deutschen Universitätskliniken und ihre Partner haben sich in vier Konsortien zusammengeschlossen und arbeiten an Verfahren für die gemeinsame Datennutzung und den Datenaustausch. Sie werden bis Ende 2022 Datenintegrationszentren aufbauen und IT-Lösungen für konkrete Anwendungsfälle (Use Cases) entwickeln. In einer Ausgabe der Zeitschrift *Methods of Information in Medicine* haben sich die vier geförderten Konsortien vorgestellt. Der Autor gehört selbst zum Konsortium *Data Integration for Future Medicine* (DIFUTURE).[42]

DIFUTURE baut Datenintegrationszentren an den Universitätskliniken in München, Tübingen, Augsburg, Ulm, Homburg und Regensburg auf. Damit sollen klinische Daten und klinische Erfahrung in umfassender Tiefe und Breite für die Forschung und am *Point of Care* zur Verfügung gestellt werden. Diagnosen und Therapien werden im Sinne einer digitalen p⁴-Medizin (prädiktiv, präventiv, personalisiert, partizipativ) verfügbar gemacht. In Anwendungsbeispielen (Use Cases) werden die Vorteile dieser Innovationen und Prozesse in der Gesundheitsversorgung sichtbar.

Dabei wird ein hochwertiger Datenschutz gewährleistet, der auf modernen IT-Sicherheitskonzepten aufbaut. Organisatorische und technische Strukturen und administrative Maßnahmen (*governance* und *policies*) zur Nutzung und zum Austausch von Daten sollen ein Höchstmaß an Datenschutz gewährleisten.

Die DIFUTURE Datenintegrationszentren (DIZ) folgen einem dreistufigen Ansatz zur Integration, Harmonisierung und gemeinsamen Nutzung von strukturierten wie unstrukturierten Daten, Omics-Daten und Bildern aus klinischen sowie Forschungsumgebungen. Die Daten aus den klinischen Systemen werden in ein DIZ importiert und über gemeinsame Daten- und Schnittstellenstandards technisch harmonisiert. Sie werden innerhalb einer Arbeitsumgebung vorverarbeitet, transformiert und angereichert. Im letzten Schritt werden die Daten in gemeinsame Analyseplattformen und Datenmodelle importiert und in einer

---

[41] Vgl. Medizininformatik-Initiative 2020b.
[42] Vgl. Prasser et al. 2018: e57–e65.

Form zugänglich gemacht, die den auf nationaler Ebene definierten Interoperabilitätsanforderungen entspricht. Der sichere Datenzugriff und -austausch beruht auf innovativen Kombinationen von Technologien zur Verbesserung der Privatsphäre und Methoden der verteilten Datenverarbeitung.

Der DIFUTURE-Ansatz ist krankheits- und fallorientiert. Arbeitsthemen sind Früherkennung, maßgeschneiderte Therapien und Therapieentscheidungsinstrumente mit Schwerpunkten in der Neurologie und Onkologie. Diese Anwendungsfälle dienen als Blaupausen für ein weites Spektrum klinischer Anwendungen.

Die Konzepte der weiteren drei Konsortien MIRACUM, SMITH und HIGHMed sind im oben genannten Themenheft der MIM, einem Themenheft des mdi[43] oder im Internet[44] zu finden.

8.4 Verfahren zum Datenschutz und zur gemeinsamen Datennutzung

Die gemeinsam verwendeten Daten müssen vor einer Re-Identifikation und dem Zugriff durch nicht autorisierte Nutzerinnen und Nutzer geschützt werden. Hierzu wird eine Vielfalt technischer Verfahren eingesetzt: Verteiltes Rechnen, *Secure Multi-Party Computing*, *Differential Privacy* und weitere.

Differential Privacy verändert die Daten durch Hinzufügen von nicht den Sinn entstellenden, zufälligen Daten. Dies modifiziert die Originaldatensätze und erschwert die Identifizierung der hinter den Daten stehenden Personen. Dabei werden jedoch statistische Analyseergebnisse für die Bewertung bestimmter Variablen nicht wesentlich verzerrt.[45]

Es gibt ein weites Spektrum von Verfahren, die das Analyseergebnis allen offenlegen ohne dabei die eingesetzten Daten sichtbar werden zu lassen. An einem Ende des Spektrums befinden sich Strategien des Verteilten Rechnens, die für eine gemeinsame Analyse die Daten in ihren Originalorten belassen und nur anonyme Statistiken zwischen den beteiligten Gruppen austauschen. Am anderen Ende des Spektrums stehen Verfahren, die in einem sicheren Umfeld die Daten zusammentragen und analysieren.

DataSHIELD[46] ermöglicht eine gemeinsame Analyse von Daten

---

[43] Vgl. Medizininformatik-Initiative 2019.
[44] Vgl. Medizininformatik-Initiative 2020a.
[45] Vgl. Dwork et al. 2006: 256–284; Mironov et al. 2009: 126–142.
[46] Vgl. DataSHIELD 2020.

ohne diese physisch unter den verschiedenen Nutzerinnen und Nutzern zu teilen. Dazu werden Analyseanforderungen von einer zentralen Analyseinstanz an mehrere, datenhaltende Instanzen gesendet. Dort liegen die Daten in einer definierten Weise harmonisiert vor. Die Datensätze werden parallel analysiert. Die gemeinsame Verbindung besteht durch das Versenden anonymer zusammenfassender Statistiken. DataSHIELD wird vollständig über freie, quelloffene Software implementiert. Die Analyse wird in einer Standard-R-Umgebung am Analysegerät initiiert, wobei die Kommunikation zwischen den Analyse- und Datenspeichern über sichere Web-Services gesteuert wird.

Eine andere Gruppe von Verfahren bildet die des *Secure Multi-Party Computing* (SMPC). SMPC ist ein Teilbereich der Kryptographie und entwickelt Methoden, mit denen Gruppen in einer zentralen Instanz Funktionen über ihre Daten hinweg auswerten. Dabei werden die einzelnen Daten nicht bekannt. Die Kryptographie schützt die Privatsphäre der Teilnehmenden voreinander. Das Millionärsproblem hat die Theorie für SMPC stimuliert:[47] Wie können zwei Millionäre ermitteln, wer von ihnen der Reichste ist, ohne dass die Höhe ihres Vermögens irgendjemandem (dem anderen und dem Rest der Welt) bekannt wird? DataSHIELD kann das Problem nicht lösen, denn die zentrale Instanz wird die Vermögenswerte kennen. Sie müsste eigentlich nach Bekanntgabe der Reihung in einem schwarzen Loch verschwinden.

DataSHIELD kann auch das folgende Problem nicht lösen: Ein Partner besitzt eine Liste mit den identifizierenden Daten von Personen und Informationen zu einer Variablen A, ein zweiter Partner besitzt zu denselben Personen Angaben zur Variablen B. Es wäre nun von großem Interesse eine globale Kreuztabelle über beide Variablen zu kennen, ohne dass dabei die kombinierten Eigenschaften der individuellen Personen bekannt werden.

Der *Trusted Server* (TS)[48] kann beide Probleme zentral und ohne jeglichen Einblick von außen lösen. Der TS versiegelt eine unzugängliche Rechenumgebung in einem kryptographisch strengen Sinn. Während des Betriebs oder durch direkten physischen Zugriff auf Speichermedien können gespeicherte oder prozessierte Daten im Inneren des TS weder gelesen, manipuliert noch entnommen werden. Der TS ermöglicht somit über mehrere Quellen hinweg eine geheime und dadurch sichere und datenschutzkonforme Auswertung von personenbezogenen Daten.

Neben den technischen Lösungen bleibt noch ein konzeptionelles

---

[47] Vgl. Yao 1986: 162–167.
[48] Vgl. Von Bomhard et al. 2018.

Problem: Kann man sicher sein, dass durch geschicktes Abfragen globaler Statistiken keine Informationen über Einzelne bekannt werden? Das ist ein zentrales Problem einer Volkszählung. Wie dürfen solche Daten veröffentlicht werden (globale – anscheinend anonyme Statistiken), ohne die Privatsphäre Einzelner zu gefährden? Zu dieser Fragestellung hat sich ein ganzes Forschungsgebiet entwickelt, das Kriterien ableitet, um zu prüfen, ob Analyseskripte solche Gefahren beinhalten oder nicht.[49] Bevor es also zur Analyse kommt, sollten die eingesetzten Skripte auf Re-Identifikationsgefahren geprüft werden. Stephen Fienberg (1942–2016) war einer der wichtigsten Statistiker, der sich mit dem Problem einer limitierten Offenlegung von Statistiken aus Populationserhebungen zum Schutz der Privatsphäre beschäftigte. Er war der Gründer und Editor der *Open Access*-Zeitschrift *Journal of Privacy and Confidentiality* (JPC).[50] Sie unterstützt die Zusammenführung von Forschungsmethoden und Aktivitäten in den Bereichen Datenschutz, Vertraulichkeit und Offenlegungsbeschränkung und bietet ein weites Spektrum von Forschungs- und Übersichtsarbeiten als Forum für Diskussionen zwischen Nutzern und Interessengruppen.

9. Internationale und nationale IT-Infrastrukturen

Im Anschluss an die Vorstellung verschiedener IT-Innovationen auf dem Gebiet biomedizinscher IT-Infrastrukturen, die auf US-amerikanische Initiativen zurückgehen, fokussiert dieser Abschnitt auf wenige relevante europäische und deutsche Aktivitäten zur Entwicklung von *Data Sharing* und IT-Interoperabilität in den Lebenswissenschaften.

9.1 *Europäische IT-Infrastrukturen für biowissenschaftliche Forschung:* ELIXIR *und* European Open Science Cloud *(EOSC)*

ELIXIR[51] koordiniert die biowissenschaftliche IT-Ressourcen in Europa: Datenbanken, Software-Tools, Schulungsmaterialien, *Cloud Storage* und Supercomputer. ELIXIR schafft ebenfalls eine Infrastruktur, um europa-

---

[49] Vgl. Gomatam et al. 2005: 163–177. Siehe für einen Einblick in rechtswissenschaftliche Fragen hierzu den Abschnitt 2.2 (»Generell: Anonyme Daten in Zeiten von Big Data?«) des Teils 2 (Rechtliche Aspekte) des vorliegenden Sachstandsberichts.
[50] Vgl. Journal of Privacy and Confidentiality.
[51] Vgl. ELIXIR 2020a.

weit Daten zu finden und gemeinsam zu nutzen, um Fachwissen auszutauschen und sich auf bewährte Verfahren zu einigen. ELIXIR wurde im Dezember 2013 gegründet und begann 2014 mit der Umsetzung seines ersten wissenschaftlichen Programms. An ELIXIR sind 22 europäische Mitgliedsstaaten und ein Beobachter beteiligt sowie 220 Forschungsorganisationen.

ELIXIR gliedert sich in fünf Plattformen. Die *Computing Platform* bietet Ressourcen und Verfahren, mit denen sich große Datenmengen speichern, übertragen und analysieren lassen. Die *Data Platform* verschafft leichten Zugang zu wichtigen europäischen Datenbeständen und unterstützt die Verknüpfung zwischen Daten und Literatur. Die *Tools Platform* hilft Wissenschaftlerinnen und Wissenschaftlern geeignete Software zur Analyse ihrer Daten zu finden. Die *Interoperability Platform* stellt europaweite Standards zur Beschreibung biomedizinischer Daten zur Verfügung. Die *Training Platform* verschafft einfachen Zugang zu Trainingsprogrammen und bietet Online-Kurse an.

ELIXIR bietet auch Unterstützung für Projekte der personalisierten Medizin. So können große Datenmengen in ELIXIR-Knoten gespeichert werden.[52] Die Suche nach Informationen über genetische Mutationen wird im *Beacon Netz* unterstützt.[53] ELIXIR liefert einen Zugang zu Informationen über seltene Erkrankungen und deren Behandlung (*orphan diseases, orphan drugs*).[54] ELIXIR bietet Zugang zu biomedizinischen Ontologien[55] sowie zu Ressourcen für *High Performance Computing*.[56] Dazu kommen spezifische Trainingsmöglichkeiten zur Förderung von Kompetenzen, um Informationen und Wissen untereinander besser zu teilen.[57]

ELIXIR trägt die Entwicklung und Implementierung der *European Open Science Cloud* (EOSC)[58] und der *FAIR Data*-Prinzipien.[59] Diese folgt den sieben Forderungen der EOSC-Deklaration vom 10. Juli 2017:[60] (1) Der offene Austausch von Forschungsdaten ist ein Kernprinzip für öffentlich geförderte Forschung und ELIXIR ermutigt alle Geldgeber, *Open Data*-Mandate anzunehmen. (2) Datenmanagement ist ein entschei-

---

[52] Vgl. ELIXIR 2020b.
[53] Vgl. Global Alliance for Genomics and Health 2016.
[54] Vgl. Orphanet 1999.
[55] Vgl. Jupp et al. 2015: 118–119.
[56] Vgl. ELIXIR 2020c.
[57] Vgl. FAIRsharing 2009–2020.
[58] Vgl. EU-Kommission 2020.
[59] Vgl. Wilkinson et al. 2016.
[60] Vgl. EU-Kommission 2017.

dender Teil der guten wissenschaftlichen Praxis und der Forschungsexzellenz. (3) Wann immer möglich, sollten biomedizinische Forschungsdaten in öffentliche Repositorien eingegeben werden. (4) Alle Daten, die in *Open Data*-Archiven eingereicht werden, müssen gemäß den von der Gemeinschaft definierten Standards kommentiert werden. (5) ELIXIR-Knoten sind die nationale Umsetzung eines harmonisierten FAIR-Datenmanagementprogramms für die biomedizinischen Wissenschaften. (6) Das FAIR-Datenmanagement erfordert professionelle Fähigkeiten und angemessene Ressourcen. (7) Gutes Forschungsdatenmanagement erfordert eine angemessene Finanzierung der Dateninfrastrukturen.

In den *FAIR Data Principles* sind Grundsätze formuliert, die nachhaltig nachnutzbare Forschungsdaten erfüllen müssen und die Forschungsdateninfrastrukturen im Rahmen der von ihnen angebotenen Services implementieren sollten. Gemäß den *FAIR Data-Prinzipien* sollen Daten auffindbar *(findable)*, zugänglich *(accessible)*, interoperable *(interoperabel)* und wiederverwendbar *(reusable)* sein.

Das Prinzip der Auffindbarkeit der Daten verlangt das Folgende: (1) Die Daten sind mit einer globalen, eindeutigen und dauerhaften Identifikation zu versehen (etwa mit einer Kennung durch einen *Digital Object Identifier*[61]), (2) die Daten sind mit Metadaten klar zu beschreiben, (3) diese Metadaten und die Daten selbst werden in einer durchsuchbaren Ressource registriert und (4) der Datenidentifizierer ist in den Metadaten enthalten.

Das Prinzip der Zugänglichkeit der Daten fordert: (1) Die (Meta-)Daten können mit einem standardisierten Kommunikationsprotokoll (offen, frei und allgemein implementierbar) abgerufen werden, welches Authentifikation und Autorisierung erlaubt und (2) die Metadaten bleiben verfügbar und zugänglich, auch wenn das eigentliche Datenobjekt nicht mehr verfügbar ist.

Das Prinzip der Interoperabilität der Daten impliziert: (1) Die (Meta-)Daten nutzen eine formale, allgemein verfüg- und austauschbare Sprache für die Wissensrepräsentation, (2) die (Meta-)Daten nutzen Terminologien, die ebenfalls den FAIR Prinzipien folgen und (3) die (Meta-)Daten beinhalten qualifizierte Verweise zu anderen (Meta-)Daten.

Das Prinzip der Wiederverwendbarkeit der Daten erwartet, dass die (Meta-)Daten eine Vielzahl genauer und relevanter Attribute besitzen: (1) Die (Meta-)Daten werden mit einer klaren und zugänglichen Lizenz zur Datennutzung freigegeben, (2) sie haben eine Beschreibung ihrer

---

[61] Vgl. International DOI Foundation 2018.

Provenienz und (3) die (Meta-)Daten erfüllen domänenrelevante Standards.

Punkt 12 der Abschlusserklärung des G20-Gipfels von 2016 in Hangzhou befürwortet *Open Science* unter Verwendung der FAIR-Prinzipien.[62] Verschiedene Autorinnen und Autoren weisen darauf hin, dass eine individuelle Interpretation dieser Prinzipien ihre Effizienz als Grundlage der EOSC gefährdet.[63] In den Leitlinien für die Umsetzung der FAIR-Prinzipien im Forschungsdatenmanagement werden die Kosten eines FAIR-konformen Datenmanagements auf 5 % eines Projektbudgets geschätzt.[64]

9.2 *Europäische IT-Infrastrukturen für klinische Forschung*

Eine umfassende europäische IT-Infrastruktur für klinische Forschung gibt es nicht. Verschiedene Gruppen haben sich spezielle IT-Infrastrukturen aufgebaut. Besonders zu nennen sind IT-Infrastrukturen für die gemeinsame Nutzung von Daten aus genomweiten Assoziationsstudien (GWAS), für die Verfügbarkeit von Daten aus großen populationsbezogenen Kohortenstudien, für Biobankproben sowie für Daten aus klinischen Studien (CSDR).[65]

Im Rahmen von *Horizon 2020* werden verschiedene Konsortien sehr spezifische Ansätze parallel nebeneinander entwickeln. Spezielle Programme, die die Förderung einer solchen Infrastruktur oder von Ressourcen im Rahmen von ELIXIR schaffen sollen, sind nicht bekannt.

9.3 *Aufbau der* Nationalen Forschungsdateninfrastruktur *(NFDI) in Deutschland*

Die NFDI beabsichtigt, derzeit dezentral, projektbezogene und temporär gelagerte wissenschaftliche Datenbestände für das gesamte deutsche Wissenschaftssystem systematisch zu erschließen. Nutzerinnen und Nutzer sowie Anbieter von Forschungsdaten werden die NFDI selbst gestalten. Die NFDI soll Standards im Datenmanagement setzen und als digitaler,

---

[62] Vgl. EU-Kommission 2016.
[63] Vgl. Mons et al. 2017.
[64] Vgl. Knowledge Exchange Research Data Expert Group and Science Europe Working Group on Research Data 2016.
[65] Vgl. ClinicalStudyDataRequest 2020.

regional verteilter und vernetzter Wissensspeicher Forschungsdaten nachhaltig sichern und nutzbar machen. Gleichzeitig sollen mit der NFDI die Anschlussfähigkeit z. B. an die *European Open Science Cloud* (EOSC) sowie weitere internationale Entwicklungen gesichert werden.[66]

Die NFDI hat folgende Ziele: (1) Der Zugang zu Forschungsdaten soll systematisch und nachhaltig verbessert werden, (2) dezentral, projektbezogene und temporär gelagerte Datenbestände sollen erschlossen werden, (3) eine Gesamtstruktur untereinander verknüpfter Konsortien soll entstehen, (4) Anbieter und Nutzer zusammengebracht und (5) Standards für ein interoperables Forschungsdatenmanagement entwickelt sowie (6) eine gemeinsame Basis für Datenschutz, Souveränität, Integrität und Qualität von Daten geschaffen, (7) Services aufgebaut und (8) die internationale Anschlussfähigkeit sichergestellt werden.

Damit aus Forschungsdaten wissenschaftlich breit nutzbare Datenbestände mit gesellschaftlichem Mehrwert werden, beabsichtigen Bund und Länder insgesamt bis zu 30 Konsortien zu fördern. Für die Finanzierung direkter Projektkosten steht den Konsortien ein Förderbudget von jährlich etwa 70 Millionen Euro zur Verfügung. Im Rahmen der ersten Ausschreibung sind insgesamt 22 Anträge für NFDI-Verbünde bei der DFG eingegangen. An den Anträgen waren insgesamt 142 verschiedene Einrichtungen beteiligt. 2020 und 2021 sind jeweils weitere Ausschreibungsrunden geplant. Aus dem Bereich der Biomedizin haben sich zwei Konsortien um eine Förderung beworben.

10. Beispiele und Anwendungsfälle (use cases) aus den USA: caBIG, Watson und CancerLINQ

In diesem Abschnitt werden drei Großprojekte aus den USA im Bereich der Onkologie vorgestellt. Sie wurden initiiert, um Verfahren für den Informations- und Wissensaustausch bei der Behandlung von onkologischen Patientinnen und Patienten zu entwickeln und in der Klinik zu implementieren. Wissen und klinische Erfahrung aus den vielen über das Land verteilten onkologischen Spitzenzentren soll allgemein verfügbar gemacht werden.

---

[66] Vgl. Deutsche Forschungsgemeinschaft 2010–2020.

10.1 _Die_ Cancer Biomedical Informatics Grid _(caBIG) Initiative_

Das _National Cancer Institute_ (NCI) der USA startete im Frühjahr 2004 die _Cancer Biomedical Informatics Grid_ (caBIG)-Initiative. Onkologische Spitzenzentren sollten mithilfe von _Grid-Computing_ (caGrid) vernetzt werden. Neben der grundlegenden Infrastruktur für die Datenverteilung zwischen den beteiligten Zentren sollte caBIG auch Software-Werkzeuge, Richtlinien sowie gemeinsame semantische und syntaktische Standards für den Datenaustausch entwickeln. Ziele waren das Sammeln, Analysieren und Verwalten von Forschungsdaten, die Unterstützung bei der Organisation und Durchführung klinischer Studien sowie eine Vereinfachung der Arbeit mit Bildern und genomischer Daten. Es sollte eine IT-Infrastruktur für Biobanken entstehen, sodass translationale Forschung durch die Kombination von Bioproben und hoch qualitativen klinischen Phänotypen gefördert werden konnte.[67] In Kooperation mit der _American Society of Clinical Oncology_ (ASCO) wurde die Erweiterung der elektronischen onkologischen Patientenakte geplant. Es sollte ein landesweites, elektronisches Informationsnetzwerk mit verknüpften Gesundheitsdaten entstehen.

Im Jahr 2011 wurde signifikante Kritik an der Effektivität und der politischen Steuerung des caBIG-Programms geäußert.[68] Als Folge wurde im Mai 2012 das _National Cancer Informatics Program_ (NCIP) als Nachfolgerprogramm aufgelegt. Der _Cancer Genome Atlas_ (TCGA) verwendete caBIG-Technologie (Konnektivität, Datenstandards und Softwarewerkzeuge zum Sammeln, Organisieren, Teilen und Analysieren der diversen Forschungsdaten in der Datenbank). In ihm sind mittlerweile über 10.000 Tumore von mindestens 20 Krebsarten charakterisiert.[69]

10.2 MD Anderson _und das_ Watson Cognitive Computing System

Im Jahr 2013 begannen das _MD Anderson ~~Cancer~~ Center_ in Huston und IBM eine Kooperation. Unter Nutzung des IBM _Watson Cognitive Computing System_ sollten am _MD Anderson ~~Cancer~~ Center_ die Ziele von caBIG lokal erreicht werden: (1) Verbesserte Entscheidungsfindungen für die Rekrutierung von onkologischen Patientinnen und Patienten in klinische Studien und (2) das Finden personalisierter Behandlungen für jede

---

[67] Vgl. National Cancer Institute 2011.
[68] Vgl. ibid.
[69] Vgl. National Cancer Institute 2020.

Krebspatientin und jeden Krebspatienten durch den Vergleich von Krankheits- und Behandlungsgeschichten, genetischen Daten, Scans und Symptomen mit dem im Zentrum verfügbaren medizinischen Wissen.[70] Im Frühjahr 2017 brach das Zentrum die Kooperation ab.

das *MD Anderson Cancer Center* hoffte auf eine künstliche Intelligenz, die Fähigkeiten von Onkologen weit übertreffen kann. Die Watson-Plattform sollte die umfangreiche medizinische Literatur der Onkologie lernen und gleichzeitig die klinischen Versorgungsdaten von Krebspatientinnen und -patienten verarbeiten. Mit der mächtigen IBM-Rechenleistung sollten Hunderte von Aspekten in den klinischen Daten der Patientinnen und Patienten untersucht und für den Menschen unsichtbare Muster entdeckt werden. Eine Maschine, die effizienter als jede Onkologin oder jeder Onkologe eine Populationsanalyse durchführen und diese mit einer globalen Publikationsübersicht verbinden könnte, wäre enorm leistungsfähig.

Nachdem IBM in vielen Bereichen hinter Technik-Giganten wie *Google* und *Apple* zurückgefallen war, investierte das Unternehmen im Jahr 2014 eine Milliarde US-Dollar in seine Watson-Einheit. Im Jahr 2015 kündigte IBM die Gründung einer speziellen Abteilung von *Watson Health* an. Bis Mitte 2016 hatte *Watson Health* vier Unternehmen im Bereich der Gesundheitsdaten für insgesamt rund 4 Milliarden Dollar aufgekauft. Es schien, dass IBM über die Technologie, die Ressourcen und das Engagement verfügte, KI im Gesundheitswesen zum Laufen zu bringen.

10.3 *CancerLINQ*

Die *American Society of Clinical Oncology* (ASCO) versucht seit 2014 mittels *CancerLinQ* eine neue Lösung für die Probleme der Entscheidungsfindung und Wissensintegration bei der Behandlung onkologischer Patientinnen und Patienten zu finden.[71] Die Firma SAP ist mit ihrer *HANA*-Technologie der Technologiepartner.[72] *SAP HANA* ist eine Entwicklungs- und Integrationsplattform und besteht aus einem relationalen Datenbankmanagementsystem, das OLAP- und OLTP-Landschaften in einer gemeinsamen *In-Memory-Datenbank* kombinieren kann. Ein OLAP-System *(Online Analytical Processing)* kann komplexe Abfragen in großen

---

[70] Vgl. Jaklevic 2017.
[71] Vgl. Sledge et al. 2013: 430–434.
[72] Vgl. Eberhardt 2018.

Informationsmengen durchführen. Ein OLTP-System *(Online-Transaction-Processing)* beherrscht die schnelle Verarbeitung von Abfrageschritten. Die *CancerLinQ*-Plattform basiert auf verbesserten Technologien bei der elektronischen Patientenakte.

CancerLinQ ist eine gemeinnützige Tochtergesellschaft der ASCO und wird durch die Stiftung *Conquer Cancer Foundation* sowie Spenden aus dem privaten wie kommerziellen Bereich finanziert. CancerLinQ extrahiert pseudonymisierte Daten aus den elektronischen Patientenakten der beteiligten onkologischen Praxen und klinischen Abteilungen. Diese Daten werden mit Hilfe von Ontologien auf ein Standard-Datenmodell (CDM) abgebildet. Damit werden erste Qualitätschecks an den Daten und eine Bewertung der Qualität der durchgeführten Behandlungen möglich. Nach Standardisierung und Integration der individuellen Patientendaten werden diese aggregiert. CancerLinQ verwaltet eine deidentifizierte Version der standardisierten Daten, die den teilnehmenden Partnern und Forschern zur Verfügung gestellt werden.

In den letzten Jahren hat CancerLinQ Daten von 1,2 Millionen Patientinnen und Patienten aus 48 aktiven Standorten erhoben. Mit 1,9 Millionen jährlich neu diagnostizierten Krebspatientinnen und -patienten und 2.200 US-amerikanischen onkologischen Praxen und klinischen Abteilungen, besteht noch erheblicher Entwicklungsbedarf. CancerLinQ kann nur dann langfristig erfolgreich sein, wenn es gelingt zu wachsen, das System anzupassen, Vorteile für onkologische Patientinnen und Patienten zu erreichen und deren Versorgung zu verbessern, ihre Daten zu integrieren und damit wichtige neue Erkenntnisse für die Behandlung zu gewinnen.

Auch wenn CancerLinQ seine hochgesteckten Ziele noch nicht realisiert hat, ist CancerLinQ für viele Personen in der Onkologie zu einem wichtigen Werkzeug geworden. Mit den gesammelten und integrierten Daten ergeben sich Neuentwicklungen für das Qualitätsmanagement, das Wissensmanagement und für die Entwicklung effektiver Terminologien und Datenmodelle.[73] Sucht man in PubMed nach Veröffentlichungen zu CancerLinQ werden 88 Meldungen (15. 11. 2020) gezeigt. Es sind vor allem Konzeptpapiere. Man findet leider keine Veröffentlichungen, die eine Validierung der von CancerLinQ angestrebten Ziele vornehmen. Ebenso findet man unter den 88 Nennungen keine Beiträge mit neuen Erkenntnissen, die mit den Daten aus CancerLinQ gewonnen und etabliert werden konnten.

---

[73] Vgl. Rubinstein et al. 2018: 1–7.

11. Abschlussbemerkungen

Im Zentrum der dargestellten Entwicklung stehen konzeptionelle und technische Aspekte. Gemeinsame Terminologien und gemeinsame Datenmodelle ermöglichen neben einer standardisierten Erhebung und Integration von Daten auch die Verbesserung der Datenqualität. Die Möglichkeiten innovativer IT-Technologien erlauben Daten in ihrer zunehmenden Komplexität zu speichern, zu transformieren, zu kommunizieren und zu analysieren. Damit hängen Datensicherheit und Schutz der Privatsphäre eng zusammen. Umfassend stellen sich Fragen zur Steuerung *(governance)* für die durchgeführten Projekte. Wie in Abschnitt 10 »Beispiele und Anwendungsfälle (use cases) aus den USA« dargestellt, werden vor allem Public-Private-Partnerships (mit unterschiedlicher Gewichtung der verschiedenen Ps) die Digitalisierung in der Medizin vorantreiben. Die gesellschaftlichen Implikationen hieraus erörtert dieser Beitrag nicht. Zu Fragen der Steuerung *(governance)* von Projekten der digitalen Medizin verweise ich auf Arbeiten von Daniel Strech.[74]

Es hat sich gezeigt, dass in verschiedenen Bereichen der Medizin die allgemeinen Instrumente (wie etwa das OMOP CDM oder die SNOMED CT) durch spezifische Lösungen erweitert werden müssen. Auf solche Erweiterungen im Bereich der Onkologie hat Abschnitt 10 »Beispiele und Anwendungsfälle (use cases) aus den USA« hingewiesen.

Es ist ebenso klar geworden, dass das Unterfangen der Digitalisierung der Medizin nur durch große Kooperationsanstrengungen erfolgreich zu entwickeln ist. So entwickeln sich in Europa mächtige öffentliche IT-Infrastrukturen für die Lebenswissenschaften. Inwieweit sich hier die deutsche medizinische Forschung (etwa mit den Entwicklungen im Rahmen der Förderung Nationaler Forschungsdaten-Infrastrukturen) integrativ und kooperativ aufstellt, wird ein wichtiges Ergebnis der kommenden zwei Jahre sein.

Die Digitalisierung in der Medizin präsentiert sich mit starker Rhetorik. Die Informationstechnologie ist ein wichtiger Bereich des Gesundheitswesens, in dem unkritische Medienberichte sowohl Schaden anrichten wie auch falsche Hoffnungen wecken. Solche Irrtümer führen zu kostspieligen und unüberlegten Investitionen.[75]

Von der Digitalisierung in der Medizin wird ein Paradigmenwechsel erwartet, der unser Gesundheitssystem intelligenter und effizienter

---

[74] Vgl. Strech 2018: 53–58.
[75] Vgl. Jaklevic 2017.

macht. Eric Topol vertritt diese Vision sehr prominent und eloquent.[76] Es zeichnet sich ab, dass alle Akteure im Gesundheitswesen neue Rollen erhalten werden. Fasst man die begeisterten Stimmen über den anstehenden Wandel positiv zusammen, so könnten sich folgende Sichtweisen daraus ergeben:

Gesunde werden ihre gesundheitliche Konstitution einschließlich ihres Genoms besser kennenlernen. Sie werden ihre Lebensgewohnheiten (mehr oder weniger) digital beeinflussen, evidenzbasierte Entscheidungen in Bezug auf Verhalten, Vorbeugen und Vorsorge treffen und entsprechende Schwerpunkte setzen. Weiterhin werden sie gesundheitsrelevante Daten teilen und krankheitsrelevante Daten spenden und damit (krankheitsspezifische) Netzwerke (und Gruppen) fördern und wirtschaftlich wertvoller machen, wofür sie belohnt werden.

Kranke werden und können alles wie Gesunde machen. Aufgrund individueller Biomarkermuster wird ihr Krankheitsmodell präzise bestimmt. Der oder die Kranke wird darauf basierende, personalisierte Therapien erhalten. Diese folgen nicht starren, sondern dynamischen Leitlinien-Algorithmen. Er oder sie wird Krankheitsverlauf und Behandlungserfolg zeitnah verfolgen und der behandelnde Arzt oder die behandelnde Ärztin wird frühzeitig auf Veränderungen der Verlaufsparameter (Outcomes) reagieren können.

Ein Arzt oder eine Ärztin wird nicht nur Krankheiten diagnostizieren und behandeln, sondern auch die Gesundheit des Einzelnen verstehen und coachen. Sie werden eine optimierte Anamnese erstellen und daraus IT-basierte Diagnosen und Therapievorschläge erhalten. Mit der Patientin oder dem Patienten werden darauf aufbauend ein gemeinsames Entscheidungsverfahren (Shared Decision Making) über die weitere Therapie durchlaufen. Ärztin oder Arzt bleiben die Vertrauensperson der behandelten Personen. Die Digitalisierung der Medizin verschafft ihnen mehr Zeit mit und für die Patientinnen und Patienten.

Die Ärztin oder der Arzt wird Patienteninformationen über eine elektronische Patientenakte (EPA) erhalten und nutzen. Die vom Patienten oder von der Patientin gewonnenen Informationen und Daten werden in der EPA wieder abgelegt und für andere nutzbar gemacht. Ärztin oder Arzt werden eine verantwortliche Rolle in der Pflege und Befüllung molekular-basierter longitudinal- und Outcomes-orientierter Datenbanken spielen. Für den aktiven Input in digitale Systeme werden sie durch zusätzliche Anreiz- und Belohnungssysteme vergütet.

---

[76] Vgl. Topol 2019a.

Das Krankenhaus ist nicht nur eine wichtige Anlaufstelle für Erkrankte, sondern bietet auch Unterstützung beim Verstehen und Managen von Gesundheit. Es entwickelt sich zum Treuhänder für die Daten seiner Patientinnen und Patienten. Zwischen Krankenhaus und Pharmaunternehmen, Versicherungen oder Consumer-Organisationen werden sich neue Geschäftsmodelle für den Umgang mit Patientendaten entwickeln.

Krankenversicherungen nutzen neue Beitragsmodelle, die zum einen Rückmeldungen der Ärztinnen und Ärzte und Krankenhäuser, zum anderen den Beitrag von Daten und Informationen des Versicherten berücksichtigen und bewerten. Es werden dynamische Erstattungsmodelle entstehen, die Arzneimittelinformation, Krankheitszustand und Outcome-Erfolg integrieren. In ihren Geschäftsmodellen werden Krankenversicherungen Partner von Krankenhäusern (den Treuhändern der Patientendaten) und Consumer-Organisationen (den Treuhändern der Gesundheitsdaten).

Die Pharmaindustrie wird durch das genaue Verständnis der molekular-physiologischen Wirkmechanismen neue Arzneimittel schneller, präziser und mit viel höheren Studienerfolgen entwickeln. Neue Produkte kommen schneller zur Patientin und zum Patienten, scheitern seltener in Studien und werden dadurch günstiger. Die Pharmaindustrie kann existierende und neue Therapien präziser positionieren. Sie wird neue Geschäftsmodelle mit Krankenhäusern eingehen, um Zugang zu Patienten mit passenden Biomarker-Profilen zu erhalten. Sie wird neue Geschäftsmodelle mit Kostenträgern eingehen (Outcomes-basierte Erstattung).

Es bleibt zu prüfen, ob sich die im Vorhergehenden dargestellte, optimistische Sichtweise auf den Paradigmenwechsel infolge der Digitalisierung in der Medizin im Hinblick auf Kranke, Gesunde, Ärztinnen und Ärzte, Krankenhäuser, Krankenversicherungen und Pharmaindustrie so realisieren wird.[77]

Literaturverzeichnis

Abul-Husn, S. / Manickam, K. / Jones, L. K. / Wright, E. A. / Hartzel, D. N. / Gonzaga-Jauregui, C. / O'Dushlaine, C. / Leader, J. B. / Lester Kirchner, H. / Lindbuchler, D. M. / Barr, M. L. / Giovanni, M. A. / Ritchie, M. D. / Overton, J. D. / Reid, J. G. / Metpally, R. P. R. / Wardeh, A. H. / Borecki, I. B. / Yancopoulos, G. D. / Baras, A. / Shuldiner, A. R. / Gottesman, O. / Ledbetter, D. H. / Carey, D. J. / Dewey, F. E. / Murray, M. F. (2016): Genetic identification of familial hyper-

[77] Danksagung: Ich möchte Frau Anja Friedrichs für die kompetente und umfassende Unterstützung bei der Redaktion des Beitrages herzlich danken.

cholesterolemia within a single U.S. health care system. In: Science 354, aaf7000, Doi 10.1126/science.aaf7000.

Ashburner, M. / Ball, C. A. / Blake J. A. / Botstein, D. / Butler, H. / Cherry, J. M. / Davis, A. P. / Dolinski, K. / Dwight, S. S. / Eppig, J. T. / Harris, M. A. / Hill, D. P. / Issel-Tarver, L. / Kasarskis, A. / Lewis, S. / Matese, J. C. / Richardson, J. E. / Ringwald, M. / Rubin, G. M. / Sherlock, G. (2000): Gene ontology: tool for the unification of biology. In: Nature Genetics. 25 (1), 25–29. URL http://geneontology.org/ [06. Januar 2020].

Ballsun – Stanton, B. (2012): Asking about data: Exploring different realities of data via the social data flow network methodology. The University of New South Wales. [Phil Diss].

Bennett, D. T. / Dewitt, E. P. / Dixon, R. R. / Kartchner, K. C. / Sierra, T. Y. / Ladell, M. D. / Srivastava, M. R. / Riva-Cambrin, M. J. / Kempe, M. A. / Runyan, M. D. / Keenan, M. H. / Dean, M. J. (2017): Development and prospective validation of tools to accurately identify neurosurgical and critical care events in children with traumatic brain injury. In: Pediatric Critical Care Medicine 18 (5), 442–451.

Bernoulli, C. (1841): Handbuch der Populationistik, Ulm: Verlag der Stettin'schen Buchhandlung, URL https://reader.digitale-sammlungen.de/de/fs1/object/display/ bsb11339259_00005.html [06. Januar 2020].

Brazma, A. / Hingamp, P. / Quackenbush, J. / Sherlock, G. / Spellman, P. / Stoeckert, J. C. / Aach, J. / Ansorge, W. / Ball, C. A. / Causton, H. C. / Gaasterland, T. / Glenisson, P. / Holstege F. C. / Kim, I. F. / Markowitz, J. V. / Matese, J. C. / Parkinson, H. / Robinson, A. / Sarkans, S. U. / Schulze-Kremer, J. S. / Stewart, J. / Taylor, R. / Vilo, J. / Vingron, M. (2001): Minimum information about a microarray experiment (MIAME)-toward standards for microarray data. In: Nature Genetics 29 (4), 365–371.

Christoph, J. / Knell, C. / Naschberger, E. / Stürzl, M. / Maier, C. / Prokosch, H. U. / Sedlmayr, M. (2017): Two years of tranSMART in a university hospital for translational research and education. In: Studies in health technology and informatics 236, 70–79.

ClinicalStudyDataRequest.com (2020): Homepage. URL https://clinicalstudydata request. com/Default.aspx [06. Januar 2020].

Dacadoo (2020): Homepage. URL https://www.dacadoo.com/ [06. Januar 2020].

DataSHIELD (2020): Homepage. URL http://www.datashield.ac.uk/ [06. Januar 2020].

Deutsche Forschungsgemeinschaft (DFG) (2010–2020): Nationale Forschungsdateninfrastruktur. URL https://www.dfg.de/foerderung/programme/nfdi/ [06. Januar 2020].

Dewey, F. E. / Murray, M. F. / Overton, J. D. / Habegger, L. / Leader, J. B. / Fetterolf, S. N. / O'Dushlaine, C. / Van Hout, C. V. / Staples, J. / Gonzaga-Jauregui, C. / Metpally, R. /Pendergrass, S. A. / Giovanni, M. A. / Kirchner, H. L. / Balasubramanian, S. / Abul-Husn, N. S. / Hartzel, D. N. / Lavage, D. R. / Kost, K. A. / Packer, J. S. / Lopez, A. E. / Penn, J./ Mukherjee, S. / Gosalia, N. / Kanagaraj, M. / Li, A. H. / Mitnaul, L. J. / Adams, L. J. / Person, T. N. / Praveen, K. / Marcketta, A. / Lebo, M. S. / Austin-Tse, C. A. / Mason-Suares, H. M. / Bruse, S. / Mellis, S. / Phillips, R. / Stahl, N. / Murphy, A./ Economides, A. / Skelding, K. A. / Still, C. D. / Elmore, J. R. / Borecki, I. B. / Yancopoulos, G. D. / Davis, F. D. /

Faucett, W. A. / Gottesman, O. / Ritchie, M. D. / Shuldiner, A. R. / Reid, J. G. / Ledbetter, D. H. / Baras, A. / Carey, D. J. (2016): Distribution and clinical impact of functional variants in 50,726 whole-exome sequences from the DiscovEHR study. In: Science 354 (6319), aaf6814.

Dwork, C. / McSherry, F. / Nissim, K. / Smith, A. (2006): Calibrating noise to sensitivity in private data analysis. In: Halevi, S. / Rabin, T. (eds.): Theory of cryptography. Berlin / Heidelberg: Springer, 265–284.

Eberhardt, W. (2018): SAP and CancerLinQ accelerate precision oncology for cancer care. URL https://news.sap.com/2018/06/sap-cancerlinq-accelerate-precision-oncology- cancer-care/ [06. Januar 2020].

ELIXIR (2020a): Homepage. URL https://elixir-europe.org/ [06. Januar 2020].

ELIXIR (2020b): Deposition databases for biomolecular data. URL https://elixir-europe.org/platforms/data/elixir-deposition-databases [06. Januar 2020].

ELIXIR (2020c): Services: Compute. URL https://elixir-europe.org/services/tag/compute [06. Januar 2020].

EU-Kommission (2020): Open science. URL https://ec.europa.eu/research/openscience/index.cfm [06. Januar 2020].

EU-Kommission (2017): EOSC declaration. URL https://ec.europa.eu/research/openscience/pdf/eosc_declaration.pdf [06. Januar 2020].

EU-Kommission (2016): G20 leaders' communique Hangzhou summit. URL https://ec.europa.eu/commission/presscorner/detail/en/STATEMENT_16_2967 [06. Januar 2020].

FAIRsharing (2009–2020): Homepage. URL https://www.FAIRsharing.org [06. Januar 2020].

Fitzpatrick, R. / Davey, C. / Buxton, M. J. / Jones, D. (1998): Evaluating patient-based outcome measures for use in clinical trials (Review). In: Health Technology Assessment 2 (14), 1–74.

Forbes, S. A. / Beare, D. / Boutselakis, H. / Bamford, S. / Bindal, N. / Tate, J. / Cole, C. G. / Ward, S. / Dawson, E. / Ponting, L. / Stefancsik, R. / Harsha, B. / Kok, C. Y. / Jia, M. / Jubb, H. / Sondka, Z. / Thompson, S. / De, T. / Campbell, P. J. (2017): COSMIC: Somatic cancer genetics at high-resolution. In: Nucleic Acids Research 45, D777–D783.

Gerste, R. D. (2014): Das düstere Geheimnis der Pumpe an der Broad Street. Zum 200. Geburtstag von John Snow. In: Chirurgische Allgemeine 15 (2), 123–126.

Global Alliance for Genomics and Health. A federated ecosystem for sharing genomic, clinical data (2016). In: Science 352, 1278–1280. URL https://beacon-network.org/ [06. Januar 2020].

Gomatam, S. / Karr, A. F. / Reiter, J. P. / Sanil, A. P. (2005): Data dissemination and disclosure limitation in a world without microdata: A risk-utility framework for remote access analysis servers. In: Statistical Science 20 (2), 163–177.

HL7wiki (2016): FHIR. URL https://wiki.hl7.de/index.php?title=FHIR [06. Januar 2020].

Hripcsak, G. / Duke, J. D. / Shah, N. H. / Reich, C. G. / Huser, V. / Schuemie, M. J. / Suchard, M. A. / Park, R. W. / Wong, I. C. / Rijnbeek, P. R. / van der Lei, J. / Pratt, N. / Norén, G. N. / Li, Y. C. / Stang, P. E. / Madigan, D. / Ryan, P. B. (2015): Observational health data sciences and informatics (OHDSI): Opportunities for observational researchers. In: Studies in health technology and informatics 216, 574–578.

i2b2 tranSMART Foundation (2014–2020): Homepage. URL https://transmart foundation.org/ [06. Januar 2020].

Institute of Medicine (2007): The learning healthcare system: Workshop summary. Washington, DC: The National Academies Press. Doi 10.17226/11903. [06. Januar 2020].

International DOI Foundation (IDF) (2018): Homepage. URL https://www.doi.org/ [06. Januar 2020].

Jaklevic, M. C. (2017): MD Anderson cancer center's IBM Watson project fails, and so did the journalism related to it. In: Health News Review. URL https://www. healthnewsreview.org/2017/02/md-anderson-cancer-centers-ibm-watson-project-fails-journalism-related/ [06. Januar 2020].

Journal of Privacy and Confidentiality (JPC) (2020): Homepage. URL https:// journalprivacyconfidentiality.org/index.php/jpc [06 Januar 2020].

Jupp, S. / Burdett, T. / Malone, J. / Leroy, C. / Pearce, M. / McMurry, J. / Parkinson, H. (2015): A new ontology lookup service at EMBL-EBI. In: Proceedings of SWAT4LS international conference 2015, 118–119. URL https://www.ebi.ac.uk/ ols/index [06. Januar 2020].

Kisskalt, K. (1948): Max von Pettenkofer. Stuttgart: Wissenschaftliche Verlags-Gesellschaft.

Knowledge Exchange Research Data Expert Group and Science Europe Working Group on Research Data (2016): Funding research data management and related infrastructures. URL https://www.scienceeurope.org/our-resources/briefing-paper-on-funding-research-data-management-and-related-infrastructures/ [06. Januar 2020].

Le Noury, J. / Nardo, J. M. / Healy, D. / Jureidini, J. / Raven, M. / Tufanaru, C. / Abi-Jaoude, E. (2015): Restoring study 329: Efficacy and harms of paroxetine and imipramine in treatment of major depression in adolescence. In: British Medical Journal 351: h4320.

Learning Healthcare Project (2015a): Professor Charles Friedman interview. URL http://www.learninghealthcareproject.org/section/evidence/25/50/professor-charles-friedman-interview [06. Januar 2020].

Learning Healthcare Project (2015b): Dr. Paul Wallace interview. URL http://www. learninghealthcareproject.org/section/evidence/25/66/dr-paul-wallace-interview [06. Januar 2020].

Leonelli, S. (2019): Data – from objects to assets. In: Nature 574 (7778), 317–320.

Dies. (2016): Data-centric biology: A philosophical study. Chicago: Univ. Chicago Press.

Lock, A. / Rutherford, K. K. / Harris, M. A. / Hayles, J. / Oliver, S. G. / Bähler, J. / Wood, V. (2018): PomBase 2018: User-driven reimplementation of the fission yeast database provides rapid and intuitive access to diverse, interconnected information. In: Nucleic Acids Research 47 (D1), D821–D827. URL https://www.pombase.org/ [06. Januar 2020].

Mau, S. (2017): Das metrische Wir. Berlin: Suhrkamp.

Medizininformatik-Initiative (2020a): Konsortien. URL https://www.medizininforma tik-initiative.de/de/konsortien [06. Januar 2020].

Medizininformatik-Initiative (2020b): Startseite. URL https://www.medizininforma tik-initiative.de/de/start [06. Januar 2020].

Medizininformatik-Initiative (2019): Ziele und bisherige Ergebnisse der Konsortien. In: medizin://dokumentation/ informatik/ informationsmanagement/ (mdi) 21 (4).

Mironov, I. / Pandey, O. / Reingold, O. / Vadhan, S. (2009): Computational differential privacy. In: Halevi S. (eds.): Advances in Cryptology – CRYPTO 2009. CRYP-TO 2009. Lecture Notes in Computer Science, vol 5677. Berlin/Heidelberg: Springer.

Mo, H. / Thompson, W. K. / Rasmussen, L. V. / Pacheco, J. A. / Jiang, G. / Kiefer, R. / Zhu, Q. / Xu, J. / Montague, E. / Carrell, D. S. / Lingren, T. / Mentch, F. D. / Ni, Y. / Wehbe, F. H. / Peissig, P. L. / Tromp, G. / Larson, E. B. / Chute, C. G / Pathak, J. / Denny, J. C. / Speltz, P. / Kho, A. N. / Jarvik, G. P. / Bejan, C. A. / Williams, M. S. / Borthwick, K. / Kitchner, T. E. / Roden, D. M. / Harris, P. A. (2015): Desiderata for computable representations of electronic health records-driven phenotype algorithms. In: Journal of the American Medical Informatics Association 22 (6), 1220–1230.

Mons, B. / Neylon, C. / Velterop, J. / Dumontier, M. / Bonino da Silva Santos, L. O. / Wilkinson, M. (2017): Cloudy, increasingly FAIR; Revisiting the FAIR data guiding principles for the European open science cloud. In: Information Services & Use 37 (1), 1–8. Doi 10.3233/ISU-170824.

Mukherjee, S. (2017): Das Gen. Frankfurt: S. Fischer.

National Cancer Institute (NCI) (2020): The cancer genome atlas program (TCGA). URL https://www.cancer.gov/about-nci/organization/ccg/research/structural-genomics/tcga [06. Januar 2020].

National Cancer Institute (NCI) (2011): An assessment of the impact of the NCI cancer biomedical informatics grid (caBIG). URL https://deainfo.nci.nih.gov/advisory/bsa/archive/bsa0311/caBIGfinalReport.pdf [06. Januar 2020].

Observational Health Data Sciences and Informatics (2020): OMOP common data model. URL https://www.ohdsi.org/data-standardization/the-common-data-mo del/ [06. Januar 2020].

Observational Health Data Sciences and Informatics (2019): The book of OHDSI. URL https://ohdsi.github.io/TheBookOfOhdsi/ [06. Januar 2020].

Orphanet (1999): An online rare disease and orphan drug data base. URL http://www. orpha.net. [06. Januar 2020].

Parekha, V. S. / Jacobs, M. A. (2019): Deep learning and radiomics in precision medicine. In: Expert Review of Precision Medicine and Drug Development 4 (2), 59–72.

Perlis, R. H. / Iosifescu, D. V. / Castro, V. M. / Murphy, S. N. / Gainer, V. S. / Minnier, J. / Cai, T. / Goryachev, S. / Zeng, Q. / Gallagher, P. J. / Fava, M. / Weilburg, J. B. / Churchill, S. E. / Kohane, I. S. / Smoller, J. W. (2012): Using electronic medical records to enable large-scale studies in psychiatry: Treatment resistant depression as a model. In: Psychological Medicine 42 (1), 41–50.

Prasser, F. / Kohlbacher, O. / Mansmann, U. / Bauer, B. / Kuhn, K. A. (2018): Data integration for future medicine (DIFUTURE): An architectural and methodological overview. In: Methods of Information in Medicine 57 (S 01), e57–e65.

Richesson, R. L. / Smerek, M. M. / Blake Cameron, C. B. (2016): A framework to support the sharing and re-use of computable phenotype definitions across health care delivery and clinical research applications. In: eGEMs 4 (3), 1232.

Richesson, R. L. / Smerek, M. M. (2014): Electronic health records-based phenotyping. URL https://rethinkingclinicaltrials.org/resources/ehr-phenotyping/ [06. Januar 2020].

Rubinstein, S. M. / Warner, J. L. (2018): CancerLinQ: Origins, implementation, and future directions. In: JCO Clinical Cancer Informatics 2, 1–7. Doi 10.1200/CCI.17.00060.

Sledge, G. W. / Miller, R. S. / Hauser, R. (2013): CancerLinQ and the future of cancer care. In: American Society of Clinical Oncology Educational Book, 430–434. Doi 0.1200/EdBook_AM.2013.33.430.

Smith, B. / Ashburner, M. / Rosse, C. / Bard, J. / Bug, W. / Ceusters, W. / Goldberg, L. J. / Eilbeck, K. / Ireland, A. / Mungall, C. J. / Leontis, N. / Rocca-Serra, Ph. / Ruttenberg, A. / Sansone, S-A. / Scheuermann, R. H. / Shah, N. / Whetzel, P. L. / Lewis, S. (2007): The OBO Foundry: Coordinated evolution of ontologies to support biomedical data integration. In: Nature Biotechnology 25 (11), 1251–1255. Doi 10.1038/nbt1346.

SNOMED International (2020): SNOMED CT. URL http://www.snomed.org/ [06. Januar 2020].

Strech, D. (2018): Normative Governance der Big Data Forschung. In: Forschung: Politik-Strategie-Management 11 (2 &â3), 53–58.

Tarantino, J. (2018): I2B2 DATA MART. URL https://community.i2b2.org/wiki/ßdisplay/ServerSideDesign/I2B2+DATA+MART [06. Januar 2020].

Thesmar, D. / Sraer, D. / Pinheiro, L. / Dadson, N. N. / Veliche, R. / Greenberg, P. (2019): Combining the power of artificial intelligence with the richness of healthcare claims data: Opportunities and challenges In: PharmacoEconomics 37 (6), 745–752.

Thurmond, J. / Goodman, J. L. / Strelets, V. B. / Attrill, H. / Gramates, L. S. / Marygold, S. J. / Matthews, B. B. / Millburn, G. G. / Antonazzo, G. G. / Trovisco, V. V. / Kaufman, T. C. / Calvi, B. R, and the FlyBase Consortium (2019): FlyBase 2.0: the next generation. In: Nucleic Acids Research 47 (D1), D759–D765. URL https://flybase.org/ [06. Januar 2020].

Topol, E. J. (2019a): Deep medicine: How artificial intelligence can make healthcare human again. New York: Basic Books.

Ders. (2019b): High-performance medicine: the convergence of human and artificial intelligence. In: Nature Medicine 25 (1), 44–56. Doi 10.1038/s41591-018-0300-7.

Von Bomhard, N. / Ahlborn, B. / Mason, C. / Mansmann, U. (2018): The trusted server: A secure computational environment for privacy compliant evaluations on plain personal data. In: PLoS ONE 13 (9): e0202752. URL https://journals.plos.org/plosone/article?id=10.1371/journal.pone.0202752 [06. Januar 2020].

Voß, J. (2012): Revealing digital documents. Concealed structures in data. In: Bulletin of IEEE Technical Committee on Digital Libraries 8 (3). URL https://arxiv.org/abs/1105.5832 [06. Januar 2020].

Wilkinson, M. D. / Dumontier, M. / Aalbersberg, IJ. J. / Appleton, G. / Axton, M. / Baak, A. / Blomberg, N. / Boiten, J-W. / Silva, Santos L. B. da / Bourne, P. E. / Bouwman, J. / Brookes, A. J. / Clark, T. / Crosas, M. / Dillo, I. / Dumon, O. / Edmunds, S. / Evelo, C. T. / Finkers, R. / Gonzalez-Beltran, A. / Gray, A. J. G. / Groth, P. / Goble, C. / Grethe, J. S. / Heringa, J. / 't Hoen, P. A. C. / Hooft, R. / Kuhn, T. / Kok, R. / Kok, J. N. / Lusher, S. J. / Martone, M. E. / Mons, A. / Packer,

A. L. / Persson, B. / Rocca-Serra, P. / Roos, M. / van Schaik, R. / Sansone, S-A. / Schultes, E. / Sengstag, T. / Slater, T. / Strawn, G. / Swertz, M. A. / Thompson, M. / van der Lei, J. / van Mulligen, E. / Velterop, J. / Waagmeester, A. / Wittenburg, P. / Wolstencroft, K. J. / Zhao, J. / Mons, B. (2016): The FAIR guiding principles for scientific data management and stewardship. In: Scientific Data 3 (1), Doi 10.1038/sdata.2016.18.

Williams, R. / Reps, J. / He, Y. / Rijnbeek, P. / Sena, A. G. / Prieto – Alhambra, D. / Ryan, P. (2019): Development and validation of patient-level prediction models for adverse outcomes following total knee arthroplasty. URL https://www.ohdsi.org/2019-us-symposium-showcase-80/ [06. Januar 2020].

Yao, A. C. – C. (1986): How to generate and exchange secrets (extended abstract). In: Foundations of Computer Science, 162–167.

II. Big Data in der Medizin: Rechtliche Aspekte

Benedikt Buchner, Maximilian Schnebbe

1. Einleitung

Big Data in der Medizin wirft eine Vielzahl von rechtlichen Fragestellungen auf, etwa welche Maßstäbe unter den Bedingungen einer auf Big Data basierenden Systemmedizin für die Festlegung des medizinischen Behandlungsstandards gelten sollen oder wer unter welchen Voraussetzungen haftungsrechtlich verantwortlich ist, wenn es beim Einsatz von Big-Data-Systemen zu Behandlungsfehlern kommt.[1] Auch dem Recht auf Nichtwissen kommt im Fall von Big Data noch einmal eine besondere Bedeutung zu, wenn sich die bisherige »Informationshoheit des Patienten«[2] im Behandlungskontext angesichts der Kombination von Big Data und algorithmengestützten Programmen zunehmend schwerer aufrechterhalten lässt. So vielgestaltig diese und andere rechtliche Problemstellungen sind, steht jedoch ganz im Zentrum der rechtlichen Diskussion um Big Data und Medizin die Frage des Datenschutzes. Big Data in der Medizin basiert in weitem Umfang auf *personenbezogenen* Daten; es geht um die Daten von Patientinnen und Patienten, Probandinnen und Probanden oder Versicherten, denen noch dazu in ihrer Ausprägung als Gesundheitsdaten eine besondere Sensibilität im Datenschutzrecht beigemessen wird (Art. 9 Abs. 1 DS-GVO: sogenannte besondere Kategorien personenbezogener Daten).

Im Ausgangspunkt handelt es sich bei Big Data und Datenschutz um zwei Zielsetzungen, wie sie unterschiedlicher kaum ausfallen könnten. Während Big Data darauf ausgerichtet ist, möglichst viel an Daten frei von jeder Ziel- und Zwecksetzung zu sammeln und zu analysieren, zielt Datenschutz darauf ab, die Verarbeitung von personenbezogenen Daten möglichst streng zu reglementieren und dem Einzelnen die Befugnis zu sichern, selbst über das Ob und Wie einer Verarbeitung »seiner« per-

---

[1] Vgl. Katzenmeier 2019: 259 ff.
[2] Hahn 2019: 197.

sonenbezogenen Daten zu bestimmen – ganz im Sinne des Rechts auf
informationelle Selbstbestimmung, wie es seit der Volkszählungsent-
scheidung des Bundesverfassungsgerichts das Verständnis von Datenschutz hierzulande prägt.[3]

Festmachen lässt sich das Spannungsverhältnis zwischen Big Data
und Datenschutz schon am Grundprinzip des deutschen und europäischen Datenschutzrechts: dem Verbotsprinzip mit Erlaubnisvorbehalt.
Datenschutzrechtlicher Ausgangspunkt ist nicht die Freiheit der Verarbeitung personenbezogener Daten, sondern deren Verbot. Jede Datenverarbeitung, auch die Weiterverarbeitung von bereits erhobenen Daten,
ist nach Art. 6 Abs. 1 der Europäischen Datenschutz-Grundverordnung
(DS-GVO) zunächst einmal unzulässig, es sei denn, die von der Datenverarbeitung betroffene Person hat in diese wirksam eingewilligt (Art. 6
Abs. 1 lit. a DS-GVO) oder die Datenverarbeitung lässt sich auf einen der
sonstigen in Art. 6 Abs. 1 DS-GVO normierten Erlaubnistatbestände
(lit. b – f) stützen. Mit Blick auf die Verarbeitung von Gesundheitsdaten
als besonders sensible Daten wird das Verbotsprinzip nochmals in Art. 9
Abs. 1 DS-GVO betont, indem dort eine Verarbeitung von Gesundheitsdaten (ebenso wie etwa auch von genetischen Daten oder Daten zum
Sexualleben) ausdrücklich »untersagt« wird.

Mit dem Ansinnen von Big Data, möglichst viele Daten möglichst frei
nutzen zu können, ist dieser datenschutzrechtliche Ausgangspunkt offensichtlich nur schwer vereinbar. Entsprechend wird das Datenschutzrecht
in geltender Prägung auch immer wieder als fortschrittsfeindlich kritisiert, bis hin zu der Überzeugung, dass spätestens durch Big Data alther-
gebrachte datenschutzrechtliche Grundsätze wie das Verbotsprinzip »ad
absurdum geführt« würden.[4] Wenn das Datenschutzrecht hier teils unter
erheblichen Rechtfertigungsdruck gerät, liegt das vor allem auch an den
großen Erwartungen, die mit Big Data verbunden werden. Die Hoffnung
ist, dass mittels der Verknüpfung unterschiedlichster Datenarten und
ständig wachsender Datenmengen neue Erkenntnisse für die wissenschaftliche Forschung und medizinische Behandlung gewonnen werden
können.[5] Dabei gerät leicht aus dem Blick, dass Big Data ungeachtet aller
Chancen auch erhebliche Risiken birgt – aus datenschutz- und persön-
lichkeitsrechtlicher Perspektive in erster Linie für die Würde und informationelle Selbstbestimmung des Einzelnen, wenn dieser nur noch auf

---

[3] Vgl. Bundesverfassungsgericht 1983: 1 ff.
[4] Schneider 2017: 164.
[5] Vgl. Deutscher Ethikrat 2018: 48.

bloße Datenpakete reduziert wird, die es bestmöglich zu analysieren und gewinnbringend zu nutzen gilt.[6]

2. Ausgangsfrage: Big Data als Verarbeitung *personenbezogener* Daten?

Die Ziele von Big Data geraten nicht ausnahmslos mit den Grundprinzipien des Datenschutzrechts in Konflikt, sondern nur dann, wenn überhaupt der datenschutzrechtliche Anwendungsbereich eröffnet ist, also konkret dann, wenn die Daten, die verarbeitet werden, einen Personenbezug aufweisen. Nach Art. 4 Nr. 1 DS-GVO liegen *personenbezogene* Daten immer dann vor, wenn sich Informationen auf eine »identifizierte oder identifizierbare« natürliche Person beziehen, wenn also zumindest die Möglichkeit besteht, anhand bestimmter Identifizierungsmerkmale die Identität einer Person festzustellen, auf die sich die fraglichen Daten beziehen.

Datenschutzrechtlich irrelevant sind damit von vornherein all diejenigen Big-Data-Anwendungen, die sich auf die Auswertung von anonymen Informationen ohne Personenbezug beschränken. Dazu zählen insbesondere Big-Data-Anwendungen, die keiner Einzel-Datensätze zu bestimmten Personen bedürfen, sondern sich auf aggregierte Daten stützen können, die keine Verbindungen mehr zu (bestimmten oder bestimmbaren) Einzelpersonen aufweisen. Erwägungsgrund (EG) 26 der DS-GVO definiert anonyme Informationen als Informationen, die sich »nicht auf eine identifizierte oder identifizierbare natürliche Person beziehen, oder personenbezogene Daten, die in einer Weise anonymisiert worden sind, dass die betroffene Person nicht oder nicht mehr identifiziert werden kann.« Solche anonymen Informationen bzw. Daten sind datenschutzrechtlich betrachtet »Allgemeingut« und unterliegen keinerlei Schranken für eine Nutzung mittels Big Data.

2.1 Beispiel: *Schweinegrippe einerseits, Covid-19 andererseits*

Eine dem Grunde nach anonym ausgestaltete Big-Data-Anwendung ist etwa das prominente Beispiel der suchwortbasierten Prognose einer Influenzapandemie durch Google: Im Fall der H1N1-Pandemie von 2009/ 10 (Schweinegrippe) gelang es Google, die räumliche Ausbreitung dieser

---

[6] Vgl. Buchner 2018: 132.

Grippe nachzuverfolgen, indem das Unternehmen bestimmte Suchanfragen als Indikatoren für die Virus-Ausbreitung identifizierte. Im Unterschied zu den bis dato üblichen Beobachtungsverfahren konnte Google diese Virus-Ausbreitung so gut wie in Echtzeit analysieren, weil diese Methode des Big Data nicht auf das zeitaufwendige Sammeln und Analysieren von Daten vor Ort angewiesen war (die zudem auch nur rückblickende Erkenntnisse zum Verbreitungsgrad zuließen).[7]

Aus Perspektive des Datenschutzes ist solch eine Big-Data-Anwendung irrelevant – bzw. kann zumindest so konzipiert werden, dass sie irrelevant ist. Google war für die Echtzeitbeobachtung der Virus-Ausbreitung zu keinem Zeitpunkt darauf angewiesen, irgendwelche personenbezogenen Daten zu erheben. Ausreichend war vielmehr allein die Erhebung und Auswertung der Suchworte als solche, ohne dass es darüber hinaus noch einer Verknüpfung dieser Suchworte mit einer bestimmten oder bestimmbaren Person bedurft hätte. Falls Google gleichwohl in diesem Zusammenhang möglicherweise anonymisierte, pseudonymisierte oder auch personenbezogene Suchprofile von Einzelpersonen erstellt haben sollte, hatte dies mit der eigentlichen Zwecksetzung der Big-Data-Anwendung nichts mehr zu tun, sondern geschah allein zu Zwecken einer auch noch kommerziellen Verwertung von Nutzerdaten.[8]

An sich eine vergleichbare Konstellation betreffend präsentiert sich Big Data im aktuellen Fall des Coronavirus Sars-CoV-2 gleichwohl in einem ganz anderen Licht und vor allem mit erheblicher datenschutzrechtlicher Sprengkraft. Anders als im Fall von H1N1 beschränken sich die Big-Data-Instrumentarien bei Sars-CoV-2 keineswegs darauf, auf Grundlage aggregierter Daten allgemeine Aussagen über den Verlauf der Pandemie zu gewinnen. Diskutiert – und in China bereits praktiziert – wird stattdessen die lückenlose individuelle Überwachung von Millionen Einzelpersonen, um auf diese Weise die Ausbreitung von Sars-CoV-2 mit Hilfe von Big Data zu bekämpfen.[9] Mittels Apps wie »Close Contact Detector« oder »Health Code« werden sämtliche Bewegungen der Nutzerin oder des Nutzers aufgezeichnet, um auf dieser Grundlage Bewegungsspuren mit den Aufenthaltsorten von Infizierten zu vergleichen und dementsprechend die Nutzerin oder den Nutzer in die Kategorien grün (freie Bewegung), gelb (7-Tage-Quarantäne) oder rot (2-Wochen-Isolation) einzuordnen.[10]

---

[7] Vgl. Mayer-Schönberger / Cukier 2013: 789.
[8] Vgl. Buchner 2018: 14.
[9] Vgl. Böge 2020: 7.
[10] Vgl. Heller 2020: 72.

Vor- und Nachteile dieser Nutzung von Big Data werden unterschiedlich beurteilt. Nach Einschätzung der WHO hat sie dazu beigetragen, Quarantäne-Maßnahmen erfolgreich umzusetzen.[11] Auf der anderen Seite stehen erhebliche Eingriffe in die Rechte und Freiheiten der betroffenen Personen: die umfassende Vollzeitüberwachung auf Grundlage besonders sensibler Daten sowie die Ungenauigkeit und Fehleranfälligkeit von automatisierten Entscheidungen, die noch dazu ein erhebliches Diskriminierungs- und Stigmatisierungspotenzial haben.

2.2 Generell: Anonyme Daten in Zeiten von Big Data?

Obiges Beispiel der Rundumüberwachung bei Sars-CoV-2 ist aus Datenschutzperspektive das Worst-Case-Szenario einer Big-Data-Anwendung, andererseits aber auch nicht das ›typische‹ Beispiel für eine Datenverarbeitung im Dienste von Big Data. Mit Big Data in der Medizin mag zwar grundsätzlich ein Paradigmenwechsel einhergehen – weg von einem indikationsorientierten Ansatz hin zu einer personalisierten Medizin: Ziel ist nicht mehr die beste Therapie für eine bestimmte Indikation, sondern die beste Therapie für eine bestimmte Person.[12] Gleichwohl führt aber auch ein solcher Paradigmenwechsel nicht dazu, dass medizinische Datenverarbeitung im Dienste von Big Data stets auf die individuelle Überwachung von Einzelpersonen abzielt. Ziel ist vielmehr zuallererst der *medizinische* Erkenntnisgewinn. Auch wenn es hierfür im Ausgangspunkt einer Verarbeitung personenbezogener Daten bedarf, so ist es doch in vielen Konstellationen möglich, diesen Personenbezug im weiteren Prozess der Wissensgenerierung wieder aufzuheben und so auch den Datenschutzbelangen der betroffenen Personen Rechnung zu tragen.

Eben diesen Weg gibt auch das geltende Datenschutzrecht insbesondere für die Datenverarbeitung zu Forschungszwecken vor. Art. 89 Abs. 1 DS-GVO verlangt hier technisch-organisatorische Maßnahmen, die den Grundsatz der sogenannten Datenminimierung gewährleisten sollen. Beispielhaft führt Art. 89 Abs. 1 DS-GVO die Pseudonymisierung von Daten an. Jedoch ist vorgeschaltet stets zunächst einmal zu überprüfen, ob der Forschungszweck nicht auch schon mit anonymisierten Daten erreicht werden kann. Eben in diesem Sinne regelt im nationalen Recht § 27

---

[11] Vgl. ibid.
[12] Vgl. Katzenmeier 2019: 260. Vgl. auch Abschnitt 2 (»Digitalisierung und das lernende Gesundheitssystem«) des Teils 1 (Konzeptionelle, organisatorische und technische Aspekte) des vorliegenden Sachstandsberichts.

Abs. 3 Bundesdatenschutzgesetz (BDSG) für die Forschung mit besonderen Kategorien personenbezogener Daten (also etwa mit Gesundheitsdaten), dass diese Daten zu anonymisieren sind, sobald dies nach dem Forschungszweck zulässig ist.

Fraglich ist in diesem Zusammenhang allerdings, ob es in Zeiten von Big Data überhaupt noch möglich ist, Daten so zu anonymisieren, dass im Sinne von EG 26 DS-GVO »die betroffene Person nicht oder nicht mehr identifiziert werden kann«. Je mehr Daten verarbeitet werden, desto größer ist die Wahrscheinlichkeit einer Re-Identifizierung, wenn (an sich anonymisierte) Daten mit anderen Datenbeständen zusammengeführt werden.[13] So ist für das Big-Data-Zeitalter auch schon ein »Ende der Anonymität« ausgerufen worden, weil die Kombination von immer mehr Daten und immer leistungsfähigeren Algorithmen jede Anonymisierung von Daten auf Dauer unmöglich machten.[14] Niemals könne vollständig ausgeschlossen werden, dass mit Hilfe von Big-Data-Mechanismen anonyme Daten so kombiniert werden, dass im Ergebnis ein Personenbezug wieder hergestellt werden kann.[15]

Zu befürchten ist eine solche Re-Identifizierung allerdings in erster Linie in den Konstellationen, in denen bei einem bestimmten Datensatz zwar die personenidentifizierenden Merkmale entfernt worden sind, der Datensatz gleichwohl aber noch in der Form individualisiert ist, dass er sich auf eine (wenn auch anonyme) Einzelperson bezieht. Hier kann niemals sicher ausgeschlossen werden, dass sich mittels einer Zusammenführung von Datenbeständen und des Einsatzes von Big-Data-Analysen bestimmte Muster erkennen lassen, die den Personenbezug von an sich einmal anonymisierten Daten wieder aufleben lassen.[16] ›Sicherer‹ ist die Anonymisierung hingegen bei all den Big-Data-Anwendungen, die sich allein auf aggregierte Daten beschränken, die keinerlei Bezug mehr zu irgendwelchen *Einzel*personen haben.

Die rechtliche Vorgabe, so weit wie möglich mit anonymisierten Daten zu arbeiten, ist vor allem auch eine technische Herausforderung. Ulrich Mansmann stellt in seinem Beitrag zu den konzeptionellen, technischen und organisatorischen Aspekten von Big Data in der Medizin eine Vielzahl von technischen Verfahren vor, mittels derer sichergestellt werden soll, dass es nicht zu einer Re-Identifikation von Einzelpersonen kommt. Zu diesen Verfahren zählt er u. a. *Differential Privacy*, Verteiltes

---

[13] Vgl. Watteler / Kinder-Kurlanda 2015: 518.
[14] Vgl. Boehme-Neßler 2016: 423.
[15] Vgl. Sarunski 2016: 427.
[16] Vgl. Buchner 2018: 142.

Rechnen und *Secure Multi-Party Calculations*. Auch Mansmann weist jedoch ausdrücklich auf das konzeptionelle Problem hin, dass selbst bei globalen Statistiken durch ein »geschicktes Abfragen« möglicherweise wieder personenidentifizierende Informationen zu Tage treten können.[17]

2.3 Pseudonymisierung

Ist im konkreten Fall eine Anonymisierung nach dem Forschungszweck nicht möglich, gibt das nationale Datenschutzrecht in § 27 Abs. 3 S. 2 BDSG vor, dass personenbezogene Daten zumindest zu pseudonymisieren sind: Die Merkmale, mittels derer »Einzelangaben über persönliche oder sachliche Verhältnisse einer bestimmten oder bestimmbaren Person zugeordnet werden können«, sind nach der Vorschrift »gesondert zu speichern« und dürfen des Weiteren nach § 27 Abs. 3 S. 3 BDSG »mit den Einzelangaben nur zusammengeführt werden, soweit der Forschungs- oder Statistikzweck dies erfordert«. Ein Ausweichen auf die Pseudonymisierung von Daten anstelle einer Anonymisierung ist etwa dann erforderlich, wenn im Zuge von Langzeitstudien eine fortlaufende Zuordnung neuer Daten zu bereits vorhandenen Daten möglich sein muss.[18]

In der DS-GVO ist die Pseudonymisierung von personenbezogenen Daten in Art. 4 Nr. 5 DS-GVO definiert: Es handelt sich danach um eine Verarbeitung personenbezogener Daten in der Weise, dass diese Daten ohne Hinzuziehung zusätzlicher Informationen nicht mehr einer spezifischen betroffenen Person zugeordnet werden können. Die Pseudonymisierung zielt damit zwar ebenso wie auch die Anonymisierung darauf ab, eine Personenbezogenheit von Daten auszuschließen oder zumindest zu erschweren. Gleichwohl sind jedoch pseudonymisierte Daten im Unterschied zu anonymisierten Daten weiterhin als personenbezogene Daten einzuordnen (EG 26 DS-GVO) – mit der Konsequenz, dass der datenschutzrechtliche Anwendungsbereich eröffnet ist und Datenverarbeitende in der Nutzung pseudonymisierter Daten gerade nicht »frei« sind, sondern den datenschutzrechtlichen Grenzen unterliegen. Die ganz grundlegende Differenzierung zwischen anonymisierten und pseudonymisierten Daten ist darauf zurückzuführen, dass nur bei der Anonymisierung

---

[17] Vgl. Abschnitt 8.4 (»Verfahren zum Datenschutz und zur gemeinsamen Datennutzung«) des Teils 1 (Konzeptionelle, organisatorische und technische Aspekte) des vorliegenden Sachstandsberichts.
[18] Vgl. Krawczak / Weichert 2017: 7.

von Daten die Zuordnung zu einer Person dauerhaft gegenüber jedem ausgeschlossen ist. Hingegen existiert bei der Pseudonymisierung eine Zuordnungsregel, mittels derer es möglich ist, eine Pseudonymisierung auch wieder rückgängig zu machen und den Personenbezug pseudonymisierter Daten wieder aufleben zu lassen.[19]

Dessen ungeachtet ist die Pseudonymisierung gerade im Forschungskontext ein zentrales Instrument, um Datenschutz und Forschungsfreiheit miteinander in Einklang zu bringen. Handelt es sich um besonders sensible Daten oder sind die Datenschutzrisiken aus anderen Gründen besonders ausgeprägt, kommt unter Umständen auch eine mehrfache Pseudonymisierung in Betracht.[20] Zu neueren technischen Methoden, die in eine ähnliche Richtung wie die klassische Pseudonymisierung gehen und etwa für die genomische Forschung diskutiert werden, zählen die *Statistical Disclosure Control* oder die Datensynthese.[21]

Im Ergebnis bleibt daher festzuhalten: Datenschutzrechtlich irrelevant ist Big Data (ebenso wie jede andere Form der Datenverarbeitung) nur dann, wenn es sich ausschließlich um die Nutzung von anonymen Informationen handelt, die keiner bestimmten oder bestimmbaren Person mehr zugeordnet werden können. In allen anderen Konstellationen, auch bei der Nutzung von pseudonymisierten Daten, muss sich Big Data an den datenschutzrechtlichen Vorgaben messen lassen.

3.___ Die spezifischen Herausforderungen von Big Data aus rechtlicher Perspektive

Fällt eine Big-Data-Anwendung in den Anwendungsbereich des Datenschutzrechts, stellt sich in einem nächsten Schritt die Frage, ob und inwieweit der Umstand, dass personenbezogene Daten nicht ›normal‹, sondern im Stile von Big Data verarbeitet werden, zu einer grundsätzlich anderen rechtlichen Einschätzung führt: Sind aus rechtlicher Perspektive die Spezifika von Big Data im Bereich der Medizin so besonders, dass sie es erfordern, eine Big-Data-Anwendung grundsätzlich nach anderen rechtlichen Maßstäben zu bewerten als eine ›normale‹ Datenverarbeitung? Zur Beantwortung dieser Frage bietet es sich an, auf die Merkmale von Big Data abzustellen, die gemeinhin, u. a. vom Deutschen Ethikrat, für eine Definition von Big Data herangezogen werden: *Volume, Variety*

---

[19] Vgl. Karg 2015: 521; Roßnagl / Scholz 2000: 724.
[20] Vgl. Herbst 2016: 374.
[21] Vgl. Hamacher et. al. 2020: 90.

und *Velocity*.[22] Big Data zeichnet sich nach diesem Verständnis also dadurch aus, dass riesige Datenmengen (Volume), die in unterschiedlichen Formaten vorliegen (Variety), in hoher Geschwindigkeit (Velocity) genutzt werden.

3.1 Geschwindigkeit (Velocity)

Geschwindigkeit ist sicherlich ein besonderes Charakteristikum vieler Big-Data-Anwendungen, insbesondere wenn Daten in Echtzeit verarbeitet werden, wie etwa auch bei den oben genannten Beispielen der Beobachtung bzw. Überwachung einer Virusausbreitung. Andererseits ist *Velocity* kein Alleinstellungsmerkmal von Big Data, vielmehr ist die immer schnellere Datenverarbeitung typische Begleiterscheinung jeder weiteren Technisierung und Digitalisierung des Gesundheitswesens.[23]

Umgekehrt gibt es gerade im medizinischen Kontext auch zahlreiche Big-Data-Anwendungen, die alles andere als ›schnell‹ (oder sogar in Echtzeit) Ergebnisse produzieren, etwa die Nutzung von Krankenkassendaten zu wissenschaftlichen Erkenntniszwecken. Eine solche Datenverarbeitung ist nicht ›schnell‹, sondern vielmehr langsam bzw. langfristig angelegt. Zu den Big-Data-Anwendungen ist sie gleichwohl zu zählen, weil schon aufgrund der schieren Menge an Daten eine Vielzahl von wertvollen Erkenntnissen für die Gesundheits- und Präventionsforschung gewonnen werden kann, etwa bei der Aufdeckung von Arzneimittelrisiken und einer Vielzahl anderer Fragestellungen der Versorgungsforschung. Ebenso sind zu den ›langsamen‹ bzw. langfristig angelegten Big-Data-Anwendungsszenarien etwa auch die Zusammenführung von Sozialdaten mit anderen Daten (Primärdaten aus Gesundheitsstudien, Daten aus der medizinischen Forschung), die Nutzung von Gesundheitsdaten auf der Grundlage von eHealth-Anwendungen (insbesondere elektronische Gesundheitskarte) sowie der Umgang mit Big-Data-Wissen im Zusammenhang mit Anreizsystemen und Beitragsdifferenzierungen in der Krankenversicherung zu zählen.

Daraus folgt: Das Merkmal *Velocity* mag zwar ein Standardkriterium für Big Data sein. Im medizinischen Kontext spielt es bei Big-Data-Anwendungen jedoch oftmals keine Rolle und ist schon deshalb auch aus rechtlicher Perspektive ohne Relevanz. Davon unabhängig stellt Geschwindigkeit aber ohnehin eine rechtliche Kategorie dar, die für die Ein-

---

[22] Vgl. Deutscher Ethikrat 2018: 54.
[23] Vgl. Buchner 2018: 133.

ordnung eines Datenverarbeitungsprozesses als zulässig oder unzulässig regelmäßig nicht ausschlaggebend ist.

3.2 Datenmenge (Volume)

Bereits der Name »Big Data« steht stellvertretend für das Spezifikum, dass Big-Data-Anwendungen typischerweise riesige Datenmengen (Volume) verarbeiten. So betrachtet ist dann aber die Datenverarbeitung im medizinischen Bereich schon seit jeher als Big-Data-Anwendung einzuordnen. Datenverarbeitung in der Medizin ist typischerweise und war schon immer durch eine Datenfülle geprägt; egal ob es um Behandlungsdaten, um Abrechnungs- und Verwaltungsdaten oder um Forschungsdaten geht. Seitdem es die ärztliche Dokumentationspflicht gibt, ist die Medizin eine datenintensive Disziplin, weil sich jeder Behandlungsprozess stets auch in einem entsprechenden Datenverarbeitungsprozess widerspiegelt.[24] Auch das Sozialversicherungssystem, insbesondere die Gesetzliche Krankenversicherung, produziert riesige Mengen an (Gesundheits-)Daten, wenn hier Daten zu den verschiedensten Zwecken erhoben und verarbeitet werden – zu Zwecken der Abrechnung, der Wirtschaftlichkeitskontrolle oder Qualitätssicherung oder auch für besondere Versorgungsformen.[25] Weitere Quellen des Datenreichtums in der Medizin sind Forschungsdatenbanken und epidemiologische Studien ebenso wie etwa auch die sogenannte Omics-Forschung oder bildgebende Verfahren.[26]

Rechtlich betrachtet steht die Datenfülle unter Big Data in einem offensichtlichen Widerspruch zu zentralen Grundprinzipien, wie sie die DS-GVO (ebenso aber auch schon das frühere Datenschutzrecht) prägen. An erster Stelle steht hier der Grundsatz der Datenminimierung gemäß Art. 5 Abs. 1 lit. c DS-GVO: Personenbezogene Daten müssen danach dem Zweck angemessen und erheblich sowie *auf das für die Zwecke der Verarbeitung notwendige Maß beschränkt* sein. Konkretisiert wird das allgemeine Gebot der Datenminimierung insbesondere durch die bereits angesprochene Zielvorgabe der Anonymisierung und Pseudonymisierung: Lässt sich ein Verarbeitungszweck auch mit anonymisierten oder pseudonymisierten Daten erreichen, wäre es mit dem Grundsatz der Da-

---

[24] Vgl. Buchner 2018: 133.
[25] Vgl. Weichert 2014: 838.
[26] Vgl. Buchner 2018: 133.

tenminimierung nicht vereinbar, wenn ein Verantwortlicher auf diese Möglichkeit bei der Datenverarbeitung nicht zurückgreifen würde.

Ergänzt wird der Grundsatz der Datenminimierung durch den Grundsatz der sogenannten Speicherbegrenzung: Gemäß Art. 5 Abs. 1 lit. e DS-GVO müssen personenbezogene Daten in einer Form gespeichert werden, die die Identifizierung der betroffenen Personen nur so lange ermöglicht, wie es für die konkreten Verarbeitungszwecke erforderlich ist. Vorgegeben wird damit also auch eine *zeitliche* Grenze für die Datenverarbeitung: Die Speicherung personenbezogener Daten muss beendet werden, sobald deren Kenntnis für die mit der Verarbeitung verfolgten Zwecke nicht mehr erforderlich ist.

Big Data und Recht stehen damit in einem offensichtlichen Spannungsverhältnis: Datenfülle (Volume) einerseits und Datenminimierung sowie Speicherbegrenzung andererseits. Big Data ist auf möglichst viele Daten angewiesen, welche nicht sparsam und zeitlich begrenzt nutzbar sein sollen, sondern stattdessen möglichst umfangreich und zeitlich unbefristet zur Verfügung stehen sollen, um einen maximalen Erkenntnisgewinn zu gewährleisten.

3.3 *Datenvielfalt (Variety)*

Drittes Definitionsmerkmal von Big Data ist schließlich das Merkmal der *Variety* – verstanden als Vielfalt von Datentypen und Datenquellen. Big Data zeichnet sich in diesem Zusammenhang vor allem dadurch aus, dass es diese Datenvielfalt ›unter ein Dach‹ bringen will. Die Daten werden aus ihrem ursprünglichen Verwendungszusammenhang herauslöst und stattdessen frei von irgendeiner Ziel- oder Zwecksetzung genutzt: Verknüpfungsmuster sollen gesucht, Korrelationen in Datenbeständen gefunden und auf diese Weise Erkenntnisse gewonnen werden, deren Art und Umfang im Ausgangspunkt noch nicht absehbar waren.[27]

Entsprechend werden auch im Fall von medizinischen Daten die Verarbeitungsprozesse von ihren ursprünglichen Ziel- und Zwecksetzungen befreit: Patientendaten werden nicht mehr allein zum Zwecke der ärztlichen Behandlung verarbeitet, Sozialdaten nicht allein zum Zweck der Abrechnung im GKV-System und Forschungsdaten nicht allein zum Zweck der Überprüfung von Hypothesen usw. All diese Daten sollen vielmehr ohne konkrete Zweckbestimmung gesammelt und ausgewertet werden. Big Data steuert gerade nicht mehr zielgerichtet auf einen von

---

[27] Vgl. Ladeur 2016: 93.

vornherein anvisierten Erkenntnisgewinn hin, sondern speichert Daten auf Vorrat und wertet diese zweckfrei und ergebnisoffen aus.

Big Data gerät in dieser Ausprägung einer zweckfreien Vorratsdatenspeicherung in direkten Konflikt mit einem der ganz zentralen Grundsätze des Datenschutzrechts, dem Zweckbindungsgrundsatz. Danach dürfen Daten stets nur zu dem Zweck verarbeitet und genutzt werden, zu dem sie erhoben worden sind. Spätestens seit dem Volkszählungsurteil des Bundesverfassungsgerichts handelt es sich um einen der zentralen datenschutzrechtlichen Grundsätze, der so auch im europäischen Recht anerkannt ist.[28] Auch nach Art. 5 Abs. 1 lit. b DS-GVO müssen personenbezogene Daten »für festgelegte, eindeutige und rechtmäßige Zwecke erhoben werden und dürfen nicht in einer mit diesen Zwecken nicht zu vereinbarenden Weise weiterverarbeitet werden«. Eine Datenverarbeitung auf Vorrat für unbestimmte Zwecke, also das, was Big Data in seinem Kern ausmacht, ist mit dem Zweckbindungsgrundsatz nicht vereinbar.

4. Die Antworten des Rechts auf Big Data

Die angesprochenen datenschutzrechtlichen Regelungsprinzipien – das Verbotsprinzip, die Grundsätze der Datenminimierung und Speicherbegrenzung, der Grundsatz der Zweckbindung – sind der Grund dafür, dass das geltende Datenschutzrecht vielfach als unvereinbar mit der ›Philosophie‹ von Big Data bezeichnet wird. Auch aus Sicht des Deutschen Ethikrats ist das aktuelle Datenschutzrecht eben wegen dieser Prinzipien auf das Phänomen Big Data nur »unzureichend eingestellt«.[29] In seiner Stellungnahme sieht der Ethikrat im geltenden Datenschutzrecht keine angemessenen Regelungsstrukturen, die den Herausforderungen von Big Data gerecht werden könnten.[30] Daher schlägt der Ethikrat eine Abkehr von wesentlichen datenschutzrechtlichen Grundsätzen hin zu der Ausrichtung der DS-GVO an einem Konzept einer »Datensouveränität« vor.

Zwingend ist diese kritische Sichtweise allerdings nicht – unter anderem deshalb nicht, weil sie dem forschungsfreundlichen und damit auch innovationsoffenen Charakter der DS-GVO nur unzureichend Rechnung trägt. In der DS-GVO finden sich, ebenso wie auch im nationalen

---

[28] Vgl. Bundesverfassungsgericht 1983: 1 ff.
[29] Deutscher Ethikrat 2018: 128.
[30] Vgl. ibid.: 22 f.

Recht, zahlreiche Regelungen, die eine Datenverarbeitung zu Forschungszwecken privilegieren, indem sie die angesprochenen datenschutzrechtlichen Regelungsprinzipien entsprechend einschränken und auf diese
Weise auch in weitem Umfang Big-Data-Anwendungen ermöglichen.[31]
Dies beginnt bei der Lockerung des Zweckbindungsgebots und setzt sich
fort mit Ausnahmen vom grundsätzlichen Verbot einer Datenverarbeitung bis hin zu zahlreichen Ausnahmen bei den Betroffenenrechten und
der Möglichkeit eines sogenannten *broad consent*. Um einen möglichen
rechtlichen Weiterentwicklungsbedarf beurteilen zu können, bedarf es
daher zunächst einmal einer differenzierteren Herausarbeitung und Bewertung der einschlägigen Regelungen unter dem Aspekt der Vereinbarkeit von Datenschutzrecht und Big Data.

4.1 Verbotsprinzip – aber mit Erlaubnisvorbehalt

Nach Art. 8 Abs. 2 Satz 1 der Charta der Grundrechte der Europäischen
Union (GRCh) bedürfen Daten verarbeitende Stellen für jede Form einer
Verarbeitung von personenbezogenen Daten stets einer Legitimation,
entweder in Form eines gesetzlichen Erlaubnistatbestands für die Datenverarbeitung oder in Form einer Einwilligung des bzw. der Betroffenen
selbst. Die datenschutzrechtliche Grundregel, das Verbotsprinzip mit Erlaubnisvorbehalt, ist damit also bereits im Verfassungsrecht verankert:
Personenbezogene Daten dürfen grundsätzlich zunächst einmal nicht
verarbeitet werden, es sei denn, dies ist ausnahmsweise gesetzlich erlaubt
oder durch die betroffene Person selbst mittels Einwilligung legitimiert.

4.1.1 Differenzierter Ansatz

Damit ist jedoch keineswegs die Konsequenz verbunden, dass das Datenschutzrecht in seiner jetzigen Konzeption eine unüberwindbare Hürde
für die Verarbeitung personenbezogener Daten darstellen würde; auch
nicht für umfangreiche Datenverarbeitungsprozesse im Stile von Big
Data. Vielmehr verfolgt das Datenschutzrecht seit jeher einen risiko-
basierten Ansatz und nimmt ebenso auch die Ziele und Interessen, die
mit einer Verarbeitung personenbezogener Daten verfolgt werden, in den
Blick.[32] Auch den Grundrechtspositionen der datenverarbeitenden Stel-

---

[31] Vgl. Buchner 2018: 131.
[32] Vgl. Tinnefeld et. al. 2020: 241.

len wird im datenschutzrechtlichen Regelungsgefüge eine hohe Bedeutung beigemessen – so insbesondere im Rahmen der gesetzlichen Erlaubnistatbestände oder auch durch die Möglichkeit, über den Weg des privatautonomen Interessenausgleichs (Einwilligung, Vertrag) die Datenverarbeitung zu legitimieren. Ebenso differenziert die DS-GVO nach mehr oder weniger schutzwürdigen Daten und berücksichtigt im Rahmen der gesetzlichen Erlaubnistatbestände auch das unterschiedliche Gefährdungspotenzial von Datenverarbeitungsprozessen, etwa über die schutzwürdigen Interessen des Betroffenen (vgl. Art. 6 Abs. 1 lit. f). Aus der Grundidee des Datenschutzrechts, eine Verarbeitung von Daten auf das notwendige Maß zu beschränken, folgt nicht, dass nicht auch Daten im großen Umfang unter Big Data verarbeitet werden dürften – vorausgesetzt es gibt hierfür einen plausiblen Grund und die widerstreitenden Interessen von Betroffenen und Verantwortlichen werden gegeneinander abgewogen und miteinander in Einklang gebracht.[33]

4.1.2 Gesetzliche Erlaubnistatbestände (insbesondere Forschung)

Auch für die Verarbeitung von besonders schutzwürdigen Daten wie Gesundheitsdaten sieht Art. 9 Abs. 2 DS-GVO eine Reihe von Ausnahmen von dem in Art. 9 Abs. 1 DS-GVO normierten Verbotsprinzip vor. Erlaubnistatbestände finden sich unter anderem für den Gesundheitssektor in Art. 9 Abs. 2 lit. h und lit. i DS-GVO. Von besonderer Relevanz für Big-Data-Anwendungen ist darüber hinaus die Norm des Art. 9 Abs. 2 lit. j DS-GVO. Danach können im mitgliedstaatlichen Recht Ausnahmen vom grundsätzlichen Verbot einer Datenverarbeitung vorgesehen werden, wenn die Datenverarbeitung für wissenschaftliche Forschungszwecke erforderlich ist. § 27 Abs. 1 S. 1 BDSG füllt diesen Regelungsspielraum in Form einer Interessenabwägungsklausel aus und erlaubt eine Datenverarbeitung für Forschungszwecke, »wenn die Verarbeitung zu diesen Zwecken erforderlich ist und Interessen des Verantwortlichen an der Verarbeitung die Interessen der betroffenen Person an einem Ausschluss der Verarbeitung erheblich überwiegen«. Auf diese Privilegierung einer Datenverarbeitung zu Forschungszwecken kann sich auch Big Data stützen – vorausgesetzt, die konkrete Big-Data-Anwendung ist als wissenschaftliche Forschung einzuordnen und die mit der Forschung verfolgten Interessen überwiegen die Datenschutzinteressen der betroffenen Personen erheblich. Bei Big-Data-Forschung, die ausschließlich auf eine

---

[33] Vgl. Kühling 2020: 186.

Verbesserung von Prävention, Diagnose und Therapie in der medizinischen Praxis abzielt, ist davon regelmäßig auszugehen.[34]

Zu den Vorschriften im nationalen bereichsspezifischen Recht, die die Datenverarbeitung zu Forschungszwecken einem großzügigeren datenschutzrechtlichen Rahmen unterstellen wollen, zählt auch §75 Sozialgesetzbuch X (SGB X). Die Vorschrift erlaubt eine Übermittlung von Sozialdaten, soweit dies für ein bestimmtes Vorhaben der wissenschaftlichen Forschung im Sozialleistungsbereich erforderlich ist und die Interessenabwägung zugunsten der Forschung ausfällt. Den besonderen Bedürfnissen der Forschung wird in dieser Norm zudem dadurch Rechnung getragen, dass nach §75 Abs. 2 SGB X auch Forschungsfragen, die sich erst später auftun, ebenfalls auf derselben Datengrundlage bearbeitet werden dürfen, sofern ein »inhaltlicher Zusammenhang« zwischen alter und neuer Forschungsfrage zu bejahen ist. Auch die Forschungsklauseln im Landeskrankenhausrecht sind Beispiele dafür, wie das Datenschutzrecht eine Verarbeitung von personenbezogenen Daten für wissenschaftliche Forschungsvorhaben unter bestimmten Voraussetzungen privilegiert (s. z.B. §7 BremKHDSG oder §25 LKG-Bln).

4.2 *Einwilligung*

Zentraler Legitimationstatbestand für eine Verarbeitung personenbezogener Daten – egal ob ›normaler‹ Daten oder besonders schutzwürdiger Gesundheitsdaten – ist darüber hinaus stets die Einwilligung der betroffenen Person selbst. Auch mit einer Datenverarbeitung à la Big Data kann sich der Einzelne – ganz im Sinne informationeller Selbstbestimmung – einverstanden erklären und damit eine Legitimationsgrundlage für Big-Data-Anwendungen schaffen.[35]

4.2.1 Wirksamkeitsvoraussetzungen

Gerade bei Big-Data-Anwendungen ist dann aber ein besonderes Augenmerk darauf zu legen, dass alle Voraussetzungen für eine *wirksame* Einwilligung erfüllt sind. Wirklich »selbstbestimmt« (und damit wirksam) ist eine Einwilligung in die Verarbeitung personenbezogener Daten nur

---

[34] Vgl. Buchner 2018: 140.
[35] Vgl. zu den ethischen Aspekten der Einwilligung Abschnitt 3 (»Autonomie und informationelle Selbstbestimmung in der Praxis«) des Teils 3 (Ethische Aspekte) des vorliegenden Sachstandsberichts.

dann, wenn die betroffene Person diese Einwilligung bewusst und bestimmt sowie freiwillig und informiert erteilt hat. Schon die Gewährleistung der Freiwilligkeit einer Einwilligung kann in Big-Data-Szenarien eine besondere Herausforderung sein, etwa wenn es sich um die Verarbeitung von Sozialdaten im System der Gesetzlichen Krankenversicherung handelt oder wenn im Zuge medizinischer Behandlungen eine Einwilligung bei besonders vulnerablen Personengruppen (Patienten, Studienteilnehmer) eingeholt wird. Ebenso ist auch auf die Informiertheit und Zweckbestimmtheit einer Einwilligung gerade bei Big-Data-Anwendungen besonders zu achten, weil sich diese Anforderungen mit der Zweckfreiheit und Ergebnisoffenheit eines Datenverarbeitungsprozesses im Stile von Big Data grundsätzlich nur schwer vereinbaren lassen.

4.2.2 Insbesondere: Bestimmtheit der Einwilligung

Nach Art. 6 Abs. 1 lit. a DS-GVO muss jede Einwilligung in eine Datenverarbeitung *»für einen oder mehrere festgelegte Zwecke«* erteilt werden; aus Art. 5 Abs. 1 lit. b DS-GVO folgt zudem, dass diese Zweckfestlegung *»eindeutig«* sein muss. Egal wie zweckoffen und ergebnisfrei daher eine Big-Data-Anwendung auch angelegt sein mag: Sollen die damit einhergehenden Datenverarbeitungsprozesse durch eine Einwilligung legitimiert werden, kann sich diese nicht auf allgemeine Formulierungen und Zweckbestimmungen beschränken, da diese dem Bestimmtheitsgebot nicht hinreichend Rechnung tragen. Für Betroffene muss auch bzw. gerade bei Big-Data-Anwendungen klar sein, welche Daten in welchem Umfang und zu welchem Zweck verarbeitet werden und an welche dritten Stellen diese Daten gegebenenfalls übermittelt werden.

Andererseits ist es jedoch mit dem Bestimmtheitserfordernis durchaus auch vereinbar, dass sich der Einzelne im Kontext von Big Data mittels Einwilligung auch mit einer sehr weitreichenden Nutzung seiner Daten einverstanden erklärt – vorausgesetzt, aus der Einwilligungserklärung sind die erfassten Daten klar ersichtlich.[36] Zu berücksichtigen ist auch, dass die Zweckbestimmung einer Einwilligung einer Datenverarbeitung zu anderen Zwecken dann nicht entgegensteht, wenn diese zu wissenschaftlichen Forschungszwecken erfolgt (s. dazu näher Abschnitt 4.3.2 »Forschungsprivilegierung«).

---

[36] Vgl. Tinnefeld et al. 2020: 429 f.

4.2.3 *Broad Consent*

Eine Lockerung erfährt das Erfordernis einer zweckbestimmten Einwilligung für den Fall einer Datenverarbeitung zu wissenschaftlichen Forschungszwecken zudem durch die Rechtsfigur des *broad consent*. Die Einwilligung in eine Datenverarbeitung zu Forschungszwecken kann danach auch ›breiter‹, d. h. unbestimmter ausfallen und sich allgemein auf bestimmte Bereiche wissenschaftlicher Forschung erstrecken.[37] Die DS-GVO nimmt diesen Ansatz in ihrem Erwägungsgrund 33 auf. Ausdrücklich ist dort die Rede davon, dass sich der Zweck einer Datenverarbeitung für Zwecke der wissenschaftlichen Forschung zum Zeitpunkt der Datenerhebung oftmals noch nicht vollständig angeben lasse. Daher sollte es möglich sein, dass Betroffene ihre Einwilligung auch »für bestimmte Bereiche wissenschaftlicher Forschung« geben, wenn dies »unter Einhaltung der anerkannten ethischen Standards der wissenschaftlichen Forschung geschieht«. Einschränkend heißt es des Weiteren dann noch, dass dem Einzelnen die Möglichkeit eröffnet werden muss, seine Einwilligung »nur für bestimmte Forschungsbereiche oder Teile von Forschungsprojekten in dem vom verfolgten Zweck zugelassenen Maße zu erteilen«. Für die medizinische Forschung ermöglicht die Rechtsfigur des *broad consent* jedenfalls eine deutliche Flexibilisierung des Umfangs mit personenbezogenen Daten.[38]

4.2.4 Datenspende

Im Sinne einer inhaltlichen Weiterentwicklung und Überarbeitung des geltenden Rechts hat der Deutsche Ethikrat u. a. die Idee einer »Datenspende« als noch flexibleres Einwilligungsmodell in die Diskussion eingebracht, um Datenschutz und Big Data miteinander in Einklang zu bringen. Das traditionelle Einwilligungsmodell soll auf diese Weise nicht nur prozedural erweitert, sondern auch bereichsbezogen geöffnet werden. Insbesondere soll es mittels einer Datenspende ermöglicht werden, umfassend einer Datennutzung ohne enge Zweckbindung zugunsten der klinischen und medizinbezogenen Grundlagenforschung zuzustimmen.[39]

Die Datenspende geht also nochmals über die Rechtsfigur des *broad consent* hinaus, indem auf den Bestimmtheitsgrundsatz bei der Einwil-

---

[37] Vgl. Herbst 2016: 373. Vgl. zu ethischen Aspekten des *broad consent* Abschnitt 3.1 (»Autonomiezentrierte Ansätze zur Weiterentwicklung des Konzeptes der informierten Einwilligung«) des Teils 3 (Ethische Aspekte) des vorliegenden Sachstandsberichts.
[38] Vgl. Kühling 2020: 188.
[39] Vgl. Deutscher Ethikrat 2018: 266 f.

ligung gänzlich verzichtet wird. Damit stellt sich allerdings die Frage, ob ein solcher einwilligungsbasierter Lösungsansatz überhaupt so ausgestaltet werden kann, dass damit nicht eine endgültige Aufgabe informationeller Selbstbestimmung einhergeht. Immerhin dürfen auch nach Art. 8 Abs. 2 EU-Grundrechtecharta Daten nur »nach Treu und Glauben für festgelegte Zwecke« verarbeitet werden. Der Deutsche Ethikrat bleibt insoweit die Antwort schuldig, wie sich eine Datenspende mit diesen grundrechtlichen Wertungen vereinbaren lässt.

Darüber hinaus stellt sich auch die Frage, ob eine Datenspende nicht so ausgestaltet werden muss, dass der betroffenen Person stets die Möglichkeit erhalten bleibt, einmal getroffene Entscheidungen auch wieder rückgängig zu machen. Grundsätzlich gilt, dass die Widerrufsmöglichkeit als Gegenpart zur Einwilligung ebenso wie die Einwilligung selbst »grundrechtliche Realisierung informationeller Selbstbestimmung«[40] ist und daher nach geltenden verfassungsrechtlichen Maßstäben auch kein Verzicht erklärt werden kann. Die freie Widerrufbarkeit der Einwilligung soll nicht zuletzt auch den Einzelnen vor sich selbst schützen. Auch wenn der Einzelne auf sein Grundrecht auf informationelle Selbstbestimmung verzichtet, muss ihm die Befugnis verbleiben, diesen Grundrechtsverzicht wieder rückgängig zu machen. Die einzelne Person soll gerade nicht zu einem bloßen ›Objekt‹ der Datenverarbeitung werden, weil es ihr verwehrt ist, ihre informationelle Selbstaufgabe wieder zu revidieren und in ihre Rolle als selbstbestimmtes Subjekt zurückzukehren.[41] Wenn damit aber verfassungsrechtlich vorgegeben ist, dass jede Form einer Einwilligung in die Datenverarbeitung stets wieder rückgängig gemacht werden kann, läuft damit die eigentliche Idee einer Daten*spende* ins Leere.

4.3 *Zweckbindung – Zweckvereinbarkeit*

Ebenso wie für das Verbotsprinzip gilt auch für den Zweckbindungsgrundsatz, dass dieser nicht zu einem unauflösbaren Konflikt zwischen Datenschutzrecht und Big Data führt. Der Zweckbindungsgrundsatz geht nicht so weit, dass eine Datenverarbeitung zu einem anderen als dem ursprünglich verfolgten Zweck überhaupt nicht möglich ist. Bereits verfügbare Daten dürfen nach Art. 6 Abs. 4 DS-GVO durchaus auch zu einem anderen als dem ursprünglich verfolgten Erhebungszweck genutzt werden, vorausgesetzt die weitere Nutzung kann ebenfalls auf einen ent-

---

[40] Sydow / Ingold 2018: Art. 7 Rn. 46.
[41] Vgl. Buchner 2006: 232 ff.

sprechenden Erlaubnistatbestand gestützt werden und der Zweck der weiteren Nutzung ist nicht unvereinbar mit dem ursprünglichen Erhebungszweck. Mit guten Gründen kann man daher auch einwenden, dass es sich bei dem bis dato üblicherweise so bezeichneten Zweckbindungsgrundsatz jedenfalls seit Geltung der DS-GVO der Sache nach eher um einen Grundsatz der »Zweckvereinbarkeit« handelt.[42]

4.3.1 Kriterien einer Zweckvereinbarkeit

Für die Beurteilung, ob der Zweck einer Weiterverarbeitung von Daten mit dem ursprünglich verfolgten Erhebungszweck vereinbar ist oder nicht, kommt es auf die in Art. 6 Abs. 4 DS-GVO normierten Beurteilungskriterien an, die zwar nicht abschließend sind, wohl aber das Grundgerüst für die Beurteilung einer Zweckvereinbarkeit bilden. In Art. 6 Abs. 4 lit. a – lit. e finden sich fünf Kriterien, die im Fall von Big-Data-Anwendungen oftmals den Ausschlag eher gegen als für eine Vereinbarkeit geben werden.[43] Dies gilt schon für die ersten beiden Kriterien, die »Verbindung« zwischen dem ursprünglichen und dem neuen Zweck (lit. a) sowie den »Zusammenhang« der Datenerhebung (lit. b): Je weiter der Zweck der ursprünglichen Verarbeitung und der der Weiterverarbeitung auseinanderliegen und je unvorhersehbarer für die betroffene Person eine weitere Verarbeitung ist, desto mehr spricht dafür, dass die weitere Verarbeitung der Daten mit dem ursprünglichen Zweck unvereinbar ist. Ein typisches Wesenselement von Big Data ist es gerade, auch bis dato nicht vorhersehbare Korrelationen aufzudecken.

Auch das Kriterium der Art der personenbezogenen Daten (lit. c) erschwert für Big-Data-Anwendungen im medizinischen Kontext die Annahme einer Zweckvereinbarkeit, da strenge Maßstäbe gerade dann anzulegen sind, wenn es sich um besonders schutzwürdige Daten wie Gesundheitsdaten handelt. Und schließlich können auch die »möglichen Folgen« einer beabsichtigten Weiterverarbeitung für Betroffene (lit. d) im Fall von Big-Data-Anwendungen gegen eine Vereinbarkeit sprechen, wenn diese darauf abzielen, einzelne Personen in bestimmte Kategorien einzuordnen, um daran dann möglicherweise auch noch für die Betroffenen nachteilige Entscheidungen anzuknüpfen.[44]

Insgesamt sind also die Kriterien, an denen sich auch Big-Data-Anwendungen hinsichtlich der Zweckbindung bzw. Zweckvereinbarkeit

---

[42] Vgl. Kühling / Buchner / Herbst 2020: Art. 5 Rn. 24 ff.
[43] Vgl. Buchner 2018: 136.
[44] Vgl. ibid.

einer Datenverarbeitung messen lassen müssen, relativ streng. Dies mag
für den Ethikrat dann auch (ein) Beweggrund gewesen sein, in Abkehr
vom Zweckbindungsgrundsatz eher auf andere »technisch-organisatori-
sche sowie materiell- und verfahrensrechtliche Sicherungen« zu setzen,
die den »Mangel an Konkretheit von gesundheitsrelevanten Big-Data-
Anwendungen« kompensieren sollen.[45] Viel gewonnen ist mit diesem
Vorschlag allerdings nicht, da nicht so recht ersichtlich ist, wie sich der
Ethikrat konkret diese »Kompensation« vorstellt – immerhin zählt der
Zweckbindungsgrundsatz zu den ganz zentralen datenschutzrechtlichen
Sicherungsinstrumentarien, die einen effektiven Schutz informationeller
Selbstbestimmung gewährleisten sollen.[46]

4.3.2 Forschungsprivilegierung

Unproblematisch bzw. irrelevant ist der Zweckbindungsgrundsatz dem-
gegenüber von vornherein dann, wenn personenbezogene Daten zu wissenschaftlichen Forschungszwecken verarbeitet werden. Insoweit setzt
sich das datenschutzrechtliche Muster fort, dass die Datenverarbeitung
zu Forschungszwecken eine Privilegierung erfährt, weil die datenschutzrechtlichen Anforderungen deutlich niedriger angesetzt werden. Art. 5
Abs. 1 lit. b Hs. 2 DS-GVO stellt für die Weiterverarbeitung von Daten
zu wissenschaftlichen Forschungszwecken die Fiktion auf, dass diese
Zwecke stets mit den ursprünglich verfolgten Zwecken vereinbar sind.
Die Voraussetzungen für die Annahme einer Zweckvereinbarkeit, wie
sie in Art. 6 Abs. 4 DS-GVO normiert sind und die sonst bei Big Data
oftmals nur schwer zu erfüllen sind, spielen damit bei einer Datenverarbeitung zu wissenschaftlichen Forschungszwecken von vornherein
keine Rolle.

4.4 *Transparenz und Richtigkeit*

Gemäß Art. 5 Abs. 1 lit. a DS-GVO müssen personenbezogene Daten
»auf rechtmäßige Weise, nach Treu und Glauben *und in einer für die betroffene Person nachvollziehbaren Weise*« verarbeitet werden. Letzteres Gebot
der Transparenz schließt nicht nur eine heimliche Datenverarbeitung aus,
sondern verlangt vor allem auch eine umfassende Information der betroffenen Person über die Verarbeitung der sie betreffenden Daten. Gemäß

---

[45] Deutscher Ethikrat 2018: 26.
[46] Vgl. Kühling 2020, 185 f.

Art. 5 Abs. 1 lit. d DS-GVO müssen personenbezogene Daten zudem »sachlich richtig und erforderlichenfalls auf dem neuesten Stand sein«. Der Verantwortliche muss nach Art. 5 Abs. 1 lit. d DS-GVO »alle angemessenen Maßnahmen« ergreifen, damit unrichtige Daten unverzüglich gelöscht oder berichtigt werden.

4.4.1 Gesundheitsalgorithmen als Herausforderung für das Recht

Beide Grundsätze, sowohl die Transparenz der Datenverarbeitung als auch die Richtigkeit der Datenbestände, stellen unter Big Data eine besondere Herausforderung dar. Je umfangreicher Datenbestände sind, desto intransparenter und fehleranfälliger ist auch die Verarbeitung dieser Daten. Für den Einzelnen ist es im Fall von Big-Data-Anwendungen regelmäßig schwer bis unmöglich, die Datenverarbeitungsprozesse als solche noch nachzuvollziehen und/oder die Richtigkeit einer Datenverarbeitung zu kontrollieren. »Transparent« sind für diesen nur noch die konkreten Ergebnisse einer Big-Data-Anwendung – die im medizinischen Kontext dann aber auch so aussehen können, dass infolge einer Big-Data-Anwendung etwa ein potenzieller Versicherungsnehmer oder eine potenzielle Versicherungsnehmerin als ›zu krank‹ oder ein Patient bzw. eine Patientin im Krankenhaus als vergleichsweise weniger oder überhaupt nicht mehr ›behandlungswürdig‹ eingestuft wird. Schon heute werden sogenannte Gesundheitsalgorithmen eingesetzt, die über die Behandlung von Patientinnen und Patienten im Gesundheitswesen »entscheiden«.[47] Für die betroffenen Personen sind diese Entscheidungen regelmäßig intransparent und auch nicht daraufhin kontrollierbar, ob die der Big-Data-Anwendung zugrundliegenden Daten »sachlich richtig« und »auf dem neuesten Stand« im Sinne des Art. 5 Abs. 1 lit. d DS-GVO sind.

4.4.2 Rechtliche Lösungsansätze

Die Lösung für solcherlei Probleme sucht das Datenschutzrecht seit jeher und unter Geltung der DS-GVO noch einmal verstärkt in der Information der betroffenen Personen. So hat der europäische Gesetzgeber in den Art. 13 und 14 DS-GVO umfangreiche Informationspflichten verankert, die die Transparenz einer Datenverarbeitung so weit wie möglich vorantreiben sollen. Der Erfolg dieser Herangehensweise in der Praxis ist aller-

---

[47] Vgl. Ärzteblatt 2019.

dings zweifelhaft. Zum einen bleibt die tatsächliche Umsetzung all der Transparenzpflichten hinter den rechtlichen Vorgaben zurück.[48] Zum anderen ist aber auch eine rechtstreue Umsetzung sämtlicher Informationspflichten nicht zwangsläufig transparenzfördernd, wenn die Vielzahl an mitunter viel zu detaillierten und im Einzelnen kaum mehr nachvollziehbaren ›Informationen‹ im Ergebnis zu einer Informationsüberflutung bei den betroffenen Personen führt (Information overload).

Entscheidend dafür, ob gerade in Zeiten von Big Data eine echte Transparenz für Betroffene überhaupt realistisch ist, wird darüber hinaus sein, ob und inwieweit die datenschutzrechtlichen Informations- und Auskunftspflichten auch die Nachvollziehbarkeit von *algorithmenbasierten Entscheidungen* herstellen können. Der europäische Gesetzgeber hat diese Herausforderung durchaus gesehen, indem er die Informations- und Auskunftspflichten in den Art. 13 Abs. 2 lit. f, Art. 14 Abs. 2 lit. g sowie Art. 15 Abs. 1 lit. h DS-GVO ausdrücklich auch auf die »involvierte Logik« einer automatisierten Entscheidung erstreckt hat. Wie transparent Big Data in der Zukunft sein wird, hängt maßgeblich davon ab, wie diese rechtliche Vorgabe in der Praxis ausgelegt wird. Unter dem alten Recht war die Rechtsprechung hierzulande noch wenig transparenzfreundlich und stattdessen eher auf den Schutz von sogenannten Geschäftsgeheimnissen bedacht.[49] So zählte der Bundesgerichtshof in seiner Entscheidung zur Offenlegung der Scoreformel von Auskunfteien (Schufa-Score) die meisten Rechengrößen zu den als Geschäftsgeheimnis geschützten Inhalten, über die der einzelne Betroffene nicht in Kenntnis gesetzt werden muss.

Unter Geltung der DS-GVO werden sich solcherlei Einschränkungen der Informationspflichten allerdings nicht mehr aufrechterhalten lassen.[50] Kernanliegen der europäischen Reform des Datenschutzrechts war es gerade, die Rechte des Einzelnen auf Information und Auskunft nachhaltig zu stärken.[51] Art. 13 Abs. 2 lit. f, Art. 14 Abs. 2 lit. g und Art. 15 Abs. 1 lit. h DS-GVO fordern ausdrücklich »aussagekräftige Informationen« über die involvierte Logik einer Entscheidung. Damit der Einzelne aber Entscheidungen, die ihn betreffen, zumindest in Grundzügen nachvollziehen kann, bedarf er hierfür auch Informationen, wie algorithmenbasierte Entscheidungen zustande kommen, insbesondere welche Daten

---

[48] Vgl. Wiebe / Helmschrot 2019 (Beispiel Online-Dienste).
[49] Vgl. Bundesgerichtshof 2014: 343.
[50] Vgl. Kühling / Buchner / ders. 2020: Art. 22 DS-GVO, Rn. 35 f.
[51] Vgl. Albrecht / Jotzo 2017: 38 f., 51.

mit welcher Gewichtung in eine Berechnung einfließen oder welche Vergleichsgruppen gebildet werden.[52]

4.5 Fazit: Die Vereinbarkeit von Datenschutzrecht und Big Data

Grundsätzlich kann bereits mit dem geltenden Recht den Herausforderungen von Big Data in vielerlei Hinsicht Rechnung getragen werden. Zum einen kann (bzw. muss) das Recht so ausgelegt werden, dass es die besonderen Risiken von Big Data hinreichend berücksichtigt – so etwa mit Blick auf die Transparenz und Richtigkeit algorithmenbasierter Entscheidungen. Zum anderen ist das geltende Recht aber auch flexibel genug, um eine ›Big-Data-freundliche‹ Auslegung zu ermöglichen – dies gilt vor allem für all die Big-Data-Anwendungen im Forschungskontext. Zu kurz greift daher auch die Kritik des Deutschen Ethikrats an der Unvereinbarkeit »des überkommenen Datenschutzrechts mit den Besonderheiten von Big-Data-Anwendungen«[53]. Es bedarf keineswegs einer Abkehr von geltenden datenschutzrechtlichen Grundsätzen, sondern lediglich einer Auslegung, die sowohl den Chancen als auch den Risiken von Big Data adäquat Rechnung trägt.

5. Ausblick: Forschungsprivilegierung

Gerade weil das geltende Recht für den Bereich der Forschungsdatenverarbeitung den größten Spielraum für eine Vereinbarkeit von Datenschutz und Big Data bereithält, ist damit zu rechnen, dass sich künftig mehr und mehr Datenverarbeiter bei Big Data auf irgendwelche »Forschungszwecke« berufen werden, um sich auf diese Weise von den lästigen Fesseln des Datenschutzrechts zu befreien. Zwar mag auch die Big-Data-›Forschung‹ großer IT-Unternehmen wie Google, Amazon oder Facebook mitunter auf einen wissenschaftlichen Erkenntnisgewinn abzielen. Damit einher geht aber regelmäßig auch eine kommerzielle Nutzung personenbezogener Daten. Letzteres muss eine datenschutzrechtliche Privilegierung als ›Forschung‹ jedenfalls dann ausschließen, wenn nicht das Ziel einer transparenten Wissensgenerierung für die Allgemeinheit im Vor-

---

[52] Vgl. Kühling / Buchner / ders. 2020: Art. 22 DS-GVO, Rn. 35a; Simitis / Hornung / Spiecker gen. Döhmann / Dix 2019: Art. 15, Rn. 25.
[53] Deutscher Ethikrat 2018: 129, 156.

dergrund steht, sondern stattdessen die kommerzielle Verwertung eines neuen Erkenntnisgewinns.

In Betracht kommt die Privilegierung einer Forschungsdatenverarbeitung im unternehmerischen Kontext stets nur dann, wenn auch diese die Kernmerkmale wissenschaftlicher Forschung erfüllt: die Transparenz des Forschungsprozesses und der Ergebnisse, die Unabhängigkeit und Selbstständigkeit der Forschenden sowie das Ziel eines Erkenntnisgewinns im Allgemeininteresse frei von sachfremden Erwägungen.[54] Für das Recht wird eine ganz zentrale Herausforderung künftig gerade auch darin liegen, sicherzustellen, dass wissbegierige Unternehmen nicht beliebig unter dem Deckmantel der wissenschaftlichen Forschung bei jedem Einsatz von Big Data die Privilegien einer Forschungsdatenverarbeitung für sich in Anspruch nehmen.

Literaturverzeichnis

Ärzteblatt (2019): Gesundheits-Algorithmus unter Rassismusverdacht. URL https://www.aerzteblatt.de/blog/106972/Gesundheits-Algorithmus-unter-Rassismusverdacht [17. März 2020].

Albrecht, J. P. / Jotzo, F. (2017): Das neue Datenschutzrecht der EU. Baden-Baden: Nomos.

Boehme-Neßler, V. (2016): Das Ende der Anonymität. In: Datenschutz und Datensicherheit 40, 419–423.

Böge, F. (2020): Wenn der Smartphone-Nutzer Rot sieht. In: Frankfurter Allgemeine Zeitung (5. März 2020), 7.

Buchner, B. (2018): Big Data und Datenschutz im Gesundheitswesen. In: Zeitschrift für medizinische Ethik 2, 131–146.

Ders. (2006): Informationelle Selbstbestimmung im Privatrecht. Tübingen: Mohr Siebeck.

Bundesgerichtshof (2014): Urteil vom 28. Januar 2014. VI ZR 156/13. In: Datenschutz und Datensicherheit 38 (5), 341–343.

Bundesverfassungsgericht (1983): Urteil vom 15. Dezember 1983. 1 BvR 209/83 u. a. In: Verein der Richter des Bundesverfassungsgerichts (Hg.): Entscheidungen des Bundesverfassungsgerichts. Tübingen: J. C. B. Mohr, 1–71.

Deutscher Ethikrat (Hg.) (2018): Big Data und Gesundheit – Datensouveränität als informationelle Freiheitsgestaltung. Stellungnahme. Berlin.

Hahn, E. (2019): Das »Recht auf Nichtwissen« des Patienten bei algorithmengesteuerter Auswertung von Big Data. In: Medizinrecht 37, 197–202.

Hamacher, K. / Katzenbeisser, S. / Kussel, T. / Stammler, S. (2020): Genomische Daten und der Datenschutz. In: Datenschutz und Datensicherheit 2, 87–93.

---

[54] Vgl. Kühling / Buchner / ders. u. Tinnefeld 2020: Art. 89 DS-GVO, Rn. 13.

Heller, P. (2020): Big Data soll Ausbreitung stoppen. In: Frankfurter Allgemeine Zeitung (5. März 2020), 72.

Herbst, T. (2016): Rechtliche und ethische Probleme des Umgangs mit Proben und Daten bei großen Biobanken. In: Datenschutz und Datensicherheit 40, 371–375.

Karg, M. (2015): Anonymität, Pseudonyme und Personenbezug revisited? In: Datenschutz und Datensicherheit 39 (8), 538–543.

Katzenmeier, C. (2019): Big Data, E-Health, M-Health, KI und Robotik in der Medizin. In: Medizinrecht 37, 259–271.

Krawczak, M. / Weichert, T. (2017): Vorschlag einer modernen Dateninfrastruktur für die medizinische Forschung in Deutschland (Version 1.9). URL https://www.uni-kiel.de/medinfo/documents/TWMK%20Vorschlag%20DInfMedForsch%20v1.9% 20170927.pdf [17. März 2020].

Kühling, J. (2020): Gesundheitsdatenschutzrecht im Zeitalter von »Big Data«. In: Datenschutz und Datensicherheit 44, 182–188.

Kühling, J. / Buchner, B. (2020 i.E.): Datenschutz-Grundverordnung, Bundesdatenschutzgesetz: DS-GVO/BDSG. München: C. H. Beck [zitiert als Kühling / Buchner / Bearbeiter 2020].

Ladeur, K.-H. (2016): Wissenserzeugung im Sozialrecht und der Aufstieg von »Big Data«. In: Buchner, B. / Ladeur, K.-H. (Hg.): Wissensgenerierung und -verarbeitung im Gesundheits- und Sozialrecht. Tübingen: J. C. B. Mohr, 89–105.

Mayer-Schönberger, V. / Cukier, K. (2013): Big Data: Die Revolution, die unser Leben verändern wird. München: Redline Verlag.

Roßnagel, A. / Scholz, P. (2000): Datenschutz durch Anonymität und Pseudonymität – Rechtsfolgen der Verwendung anonymer und pseudonymer Daten. In: Multimedia und Recht 12, 721–731.

Sarunski, M. (2016): Big Data – Ende der Anonymität? In: Datenschutz und Datensicherheit 40, 424–427.

Schneider, J. (2017): Datenschutz: Nach der EU-Datenschutz Grundverordnung. München: C. H. Beck.

Simitis, S. / Hornung, G./ Spiecker gen. Döhmann, I. (2019): Datenschutzrecht. Baden-Baden: Nomos [zitiert als Simitis / Hornung / Spiecker gen. Döhmann / Bearbeiter 2019].

Sydow, G. (2018): Europäische Datenschutzgrundverordnung. Baden-Baden: Nomos [zitiert als Sydow / Bearbeiter 2018].

Tinnefeld, M.-T. / Buchner, B. / Petri, T. / Hof, H. (2020): Einführung in das Datenschutzrecht. Berlin: De Gruyter.

Watteler, O. / Kinder- Kurlanda, K. E. (2015): Anonymisierung und sicherer Umgang mit Forschungsdaten in der empirischen Sozialforschung. In: Datenschutz und Datensicherheit 39, 515–519.

Weichert, T. (2020): Die Forschungsprivilegierung in der DS-GVO. In: Zeitschrift für Datenschutz 1, 18–24.

Ders. (2014): Big Data, Gesundheit und der Datenschutz. In: Datenschutz und Datensicherheit 38, 831–838.

Wiebe, A. / Helmschrot, C. (2019): Untersuchung der Umsetzung der DS-GVO durch Online-Dienste. URL https://www.bmjv.de/SharedDocs/Downloads/DE/ News/Artikel/112919_DSGVO_Studie.pdf?__blob=publicationFile&v=2 [17. März 2020].

III. Big Data in der Medizin: Ethische Aspekte

Laura Summa

1. Einleitung: Chancen und Risiken von Big Data in der Medizin

In der Medizin spielen die Sammlung und Analyse von großen Datenmengen zunehmend eine wichtige, wenn nicht unverzichtbare Rolle.[1] Mit dem Stichwort ›Big Data‹ wird in diesem Zusammenhang ein Phänomen bezeichnet, das alle Bereiche der Gesellschaft betrifft,[2] insbesondere auch den Gesundheitssektor.[3] Der Begriff ›Gesundheitssektor‹ umfasst wiederum alle Systeme und Bereiche, die die Erhaltung oder Wiederherstellung der physischen und psychischen Gesundheit anstreben – von der klinischen Medizin, *Public Health* und Epidemiologie bis hin zur gesundheitsorientierten Forschung.[4]

Die Chancen Big Data produktiv zu nutzen, werden vielfach als hoch eingeschätzt.[5] In der Stellungnahme des Deutschen Ethikrates von 2017 werden vielfältige Potenziale von Big Data genannt, zuvorderst »bessere Stratifizierungsmöglichkeiten bei Diagnostik, Therapie und Prävention«.[6] Darüber hinaus steht die Steigerung der Effizienz und Effektivität diverser kurativer Vorgänge in Aussicht.[7] Nach einer Schätzung des *McKinsey Global Institute* von 2014 sind im Gesundheitswesen jährlich

---

[1] Vgl. Sahm 2018: 120.
[2] Vgl. Borck 2017: 400.
[3] Vgl. Sänger et al. 2014: 1.
[4] Vgl. Xafis et al. 2019: 229.
[5] Die SHAPES Forschungsgruppe (SHAPES Working Group) geht davon aus, dass das volle Potenzial von Big Data nicht vergleichbar mit dem der medizinischen Versorgung und Forschung bisher ist und sich die Vorteile auf alle Bereiche des Gesundheitssektors erstrecken werden: Infrastruktur, Organisation, Management und Strategie. Dies werde nicht nur zur verbesserten Behandlung, sondern auch zur Steigerung der Effizienz sowie zur Kosteneinsparung führen. Vgl. Xafis et al. 2019: 229.
[6] Deutscher Ethikrat 2018: 21.
[7] Einen Überblick über das enorme Potenzial von KI in der Medizin – die letztlich auch datenbasiert ist – gibt Dahlweid 2018: 308.

Effizienz- und Qualitätssteigerungen im Wert von 250 Milliarden Euro für den gesamten öffentlichen Sektor in Europa möglich.[8]

Die gezielte Nutzung von Big Data ist allerdings nicht nur für die Versorgung individueller Patientinnen und Patienten, sondern auch hinsichtlich epidemiologischer Entwicklungen entscheidend.[9] Die Auswertung komplexer epidemiologischer Datensets, die sich aus unterschiedlichen Quellen speisen kann, ermöglicht beispielsweise die Identifizierung von Infektionsherden und Infektionswegen. So soll ermöglicht werden, Epidemien noch vor ihrem Ausbruch abzusehen und einem tatsächlichen Ausbruch *ex ante* entgegenzuwirken, so zumindest die Vision.[10]

Neben den Vorteilen einer potenziellen Vorhersage (prediction) und verbesserten Möglichkeiten einer Prävention (prevention) von Krankheitsausbrüchen ist auch der Aspekt der Personalisierung (personalisation) zu nennen.[11] Aufgrund der Verknüpfung von genetischen Daten und dem Abgleich mit Daten anderer Patientinnen und Patienten sollen durch Big Data Therapien wesentlich präziser auf Individuen zugeschnitten werden können. Dadurch könnten Behandlungsstrategien optimiert und Heilungschancen gesteigert werden.[12] Mittels Big Data können neben Daten über den Krankheitsverlauf auch genetische Daten sowie Daten aus der persönlichen Lebensführung mit in die Analyse integriert werden. Auf diese Weise können zudem präventive Maßnahmen ausgeweitet werden, die die Lebensführung von Patientinnen und Patienten mit in den Blick nehmen.[13] Darüber hinaus basieren auch die sogenannten Omik-Techniken (Genomik, Proteomik, Metabolomik, Nutriomik) auf Big-Data-gestützter Technologie bzw. werden durch diese erst ermöglicht.[14] Diese und weitere Potenziale von Big Data nicht zu nutzen, wider-

---

[8] Vgl. Langkafel 2014: 12.
[9] Vgl. Sahm 2018: 120.
[10] Vgl. Braun / Dabrock 2016: 314. Der Fall, auf den sich Braun und Dabrock hier beziehen, stammt aus der Neonatologie. Ärzte einer Neugeborenenstation in Kanada berichteten, wie sie den Ausbruch einer Infektion vorhersagen und dann verhindern konnten. Grundlage war die Echtzeitüberwachung der Vitalparameter der Neugeborenen durch ein Computersystem, das durch die Zusammenführung aller relevanten Daten in Echtzeit die Infektionswelle prädizieren konnte. Kritisch zu den Prädikationsmöglichkeiten von Big Data steht Langkafel. Vgl. ders. 2014: 20–22.
[11] Vgl. Braun / Dabrock 2016: 315.
[12] »However, big data allows for far more precision and tailoring than was ever before possible by linking together diverse datasets to reveal hitherto-unknown correlations and causal pathways.« Schaefer et. al. 2019: 276. Vgl. auch Langkafel 2014: 26–27 und ergänzend seine kritische Diskussion der sogenannten ›Hypes‹: ibid.: 35 ff.
[13] Vgl. Schaefer et. al. 2019: 276.
[14] Vgl. Sahm 2018: 120.

spräche dem Grundsatz, den deutschen Bundesbürgerinnen und Bundesbürgern eine angemessene medizinische Versorgung zukommen zu lassen.[15]

Allerdings stehen dem produktiven Potenzial von Big Data durchaus umfassende Risiken und Problemstellungen von praktischer sowie rechtlicher Relevanz gegenüber, die normative Fragen aufwerfen.[16] Spezifische ethische Problemfelder, die Gegenstand ethischer Reflexion sein sollten, sind aufgrund der Komplexität des Phänomens Big Data äußerst vielfältig und überlappen sich teilweise.

Aktuell wird die ethische Forschungsdebatte von Fragen bezüglich der Gewährleistung von Privatheit, Autonomie und informationeller Selbstbestimmung dominiert.[17] Außerdem werden Gerechtigkeitsfragen, insbesondere in Bezug auf Diskriminierungspotenziale durch Big Data, diskutiert. Denn die Berücksichtigung genetischer Informationen bei medizinischen Behandlungen birgt die Gefahr der genetischen Diskriminierung. Weisen beispielsweise bestimmte Biomarker auf eine erhöhte Wahrscheinlichkeit für eine spezifische Krankheitsmanifestation hin, könnte die betreffende Person möglicherweise höhere Versicherungsbeiträge zahlen müssen oder würde – schlimmstenfalls – gar nicht mehr versichert.[18] Ähnliche Risiken würden bestehen, wenn derartige Informationen an Arbeitgeberinnen und Arbeitgeber gelangten. Da Fälle, bei denen Daten in unautorisierte Hände gelangen, nicht ausgeschlossen werden können, besteht bei der umfassenden Vernetzung von Daten grundsätzlich die

---

[15] Eine ausführlichere Liste von Vorteilen und Möglichkeiten findet sich bei Langkafel 2014: 17 sowie Winkler 2017: 22–24. Die Verpflichtung des Staates, die Voraussetzungen dafür zu schaffen, dass allen Bürgerinnen und Bürgern im Krankheitsfall eine angemessene Gesundheitsversorgung zur Verfügung steht, ist im UN-Sozialpakt (Artikel 12) festgelegt, der am 16.12.1966 von der Generalversammlung der UN einstimmig verabschiedet, von Deutschland am 09.10.1968 unterschrieben und am 17.12.1973 ratifiziert wurde. Vgl. https://treaties.un.org/Pages/ViewDetails.aspx?src=TREATY&mtdsg_no=IV-3&chapter=4&lang=en [07. April 2020].

[16] Steinmann et al. sprechen von einem doppelten Potenzial von Big Data einerseits weitreichende wissenschaftliche Erkenntnisse zu generieren und andererseits ethische Dilemmata aufzuwerfen. Vgl. Steinmann et al. 2016: 12.

[17] »Unter der Informationellen Selbstbestimmung versteht man das Grundrecht über die Preisgabe und Verwendung von Daten über die eigene Person zu entscheiden.« Röhrig / Weigand 2014: 105. Die Dominanz der genannten Themen ist mit Sicherheit darauf zurückzuführen, dass die ethische Diskussion sowie auch die medizinische Forschung bei dem ansetzt, was rechtlich ge- und verboten ist und in der rechtlichen Diskussion der Datenschutz den Ausgangspunkt aller Überlegungen bildet. Vgl. Abschnitt 1 (»Einleitung«) des Teils 2 (Rechtliche Aspekte) des vorliegenden Sachstandsberichts.

[18] Dieses Beispiel ist auf die Versicherungssysteme in den USA bezogen, die privater Natur sind. Vgl. Schaefer et. al. 2019: 280.

Gefahr des Datendiebstahls oder Datenmissbrauchs, von sogenannten *privacy breaches*.[19] Diskriminierung auf der Basis von genetischen Informationen ist nicht nur vor dem Hintergrund von Gerechtigkeitsprinzipien problematisch, sondern auch in Bezug auf das Vertrauen von Staatsbürgerinnen und Staatsbürgern in Wissenschaft und Medizin. Weitere Problemfelder betreffen die Transformation des Arzt-Patient-Verhältnisses durch den Einsatz von Big Data und Künstlicher Intelligenz (KI) sowie mögliche Veränderungen des Krankheitsbegriffs.[20]

Mit Big Data verbinden sich ethische Herausforderungen, die das Verhältnis von Individuum und Gesellschaft auf vielfache Weise tangieren. Damit große Datenmengen überhaupt generiert werden können, ist die Partizipation aller Mitglieder einer Gruppe (zum Beispiel der Bürgerinnen und Bürger eines Staates oder noch größerer Gemeinschaften) gefragt.[21] Nur bei hinreichender Größe und Qualität der Datenmengen können aussagekräftige und valide Erkenntnisse generiert werden. Falls durch die Sammlung von Daten und deren Analyse bahnbrechende medizinische Erkenntnisse – zum Beispiel in Bezug auf Erbkrankheiten, im Bereich der Neonatologie, Kinderheilkunde oder Krebstherapie – erlangt werden, kommen diese wiederum einer großen Anzahl von Menschen zugute.

Gleichzeitig wirft der Einsatz von Big Data im Gesundheitssystem ethische Probleme auf, die potenziell jedes Individuum betreffen und deshalb von allgemeinem Interesse sind. Während beispielsweise die Nutzung oder Nichtnutzung von sozialen Medien wie Facebook oder Twitter jeder und jedem prinzipiell frei steht, werden Leistungen des Gesundheitssystems von fast allen in Anspruch genommen und sind oft alternativlos. Die Frage nach einem vertretbaren Umgang mit medizinischen Daten von Individuen ist deshalb in besonderem Maße gesellschaftlich relevant. Das Individuum kommt dabei je nach Kontext als Patientin bzw. Patient, Bürgerin bzw. Bürger, Kundin bzw. Kunde oder als Probandin bzw. Proband in den Blick. Um ein differenziertes Bild zeichnen zu können, müssen die jeweils unterschiedlichen Parameter dieser Kontexte (Versorgung, Versicherung, Forschung) berücksichtigt werden.[22]

---

[19] Vgl. ibid.

[20] Dirk Lanzerath weist insbesondere darauf hin, dass mit dem Einsatz maschineller Unterstützung die Gefahr bestünde, dass »Diagnose, Pflege und Therapie auf ihre technischen Anteile reduziert werden« und damit die Gefahr verbunden sei, dass »kommunikative und emotionale Praktiken abgeschafft werden«. Lanzerath 2018: 313. Bei Sahm 2018 steht die Veränderung des Krankheitsbegriffs im Vordergrund.

[21] Vgl. Braun / Dabrock 2016: 315.

[22] Vgl. Gethmann 2018: 92.

Eine kohärente ethische Gesamtbeurteilung von Big Data in der Medizin steht zwar noch aus, innerhalb der entsprechenden Forschungsdebatte wird jedoch auf Grundlage verschiedener Ansätze daran gearbeitet,[23] einen ethischen Rahmen für Big Data in der Medizin zu entwerfen.[24]

1.1 _Charakteristika von Big Data_

Der Ausdruck ›Daten‹ wird in den verschiedenen wissenschaftlichen Disziplinen und auch im Alltagsgebrauch sehr unterschiedlich verwendet. In informationswissenschaftlichen Disziplinen und deren wissenschaftstheoretischer Reflexion ist eher der Begriff der Information gebräuchlich. Verbreitet ist hier etwa die Tradition der Informationstheorie von Claude Elwood Shannon, in der Informationen zunächst nur als übertragbare mathematische Einheiten (bits) gelten. Der Begriff der Bedeutung wird hier zunächst ausgeklammert.[25] In jüngeren Theorien hingegen wird ein Informationsbegriff verwendet, der explizit »Daten mit Bedeutung« meint: »x being distinct from y, where x and y are two uninterpreted variables and the relation of ›being distinct‹, as well as the domain, are left open to further interpretation.«[26] Auch wenn diese Definition eine basale Datensemantik mit sich führt, bleibt diese offen und damit flexibel. Allerdings wird sie in genau dieser Hinsicht kritisiert, etwa von Aidan Lyon. Denn in ihr zählt jedes Ding x, das sich von einem anderen Ding y unterscheidet, als ein Datum.[27] Vor diesem Hintergrund sind die Vielfalt des Datenverständnisses und ihre semantische Mehrdeutigkeit sowohl bei der Produktion als auch bei der Nutzung von Daten ein zentrales theoretisches Problem, das auch die ethische Bewertung der Datennutzung erschwert. Das Sammeln von Daten ist bei hoher Neutralität nämlich uneindeutig, bei klarerer Definition und Eingrenzung hingegen kann dies semantische Perspektiven verzerren und andere Perspektiven diskriminieren.[28] Sobald Systeme bedeutungstragend operieren, d. h. intentionale Strukturen aufweisen und praktische Zwecke verfolgen,

---

[23] Einen sehr guten Überblick über die dominierenden Themen und Problemfelder der Debatte liefern Mittelstadt / Floridi 2016a.

[24] Exemplarisch sind hier Xafis et el. 2019, Vayena et al. 2016 und Steinmann et al. 2016 zu nennen.

[25] Vgl. Shannon 1948.

[26] Floridi 2008: 235; vgl. auch Kettinger / Li 2010.

[27] Vgl. Lyon 2016.

[28] Vgl. Hjørland 2018.

unterscheiden sie sich auch normativ von denjenigen Systemen und Gegenstandsbereichen, die rein physikalisch, d. h. ohne ein semantisches und intentionales Vokabular beschrieben werden können.[29] Diese Unklarheiten, die aber je nach Verwendung schon normativen Ballast mit sich führen, sind bei der ethischen Betrachtung von Big Data stets mit zu beachten.

Der Begriff ›Big Data‹ bezeichnet die Sammlung oder Erzeugung, Verknüpfung und Auswertung großer Datenmengen mithilfe von Algorithmen. Die »qualitative Novität« wird durch fünf technische Charakteristika von Big-Data-Technologien deutlich,[30] die mit den Stichworten Volumen (volume), Vielfalt (variety), Geschwindigkeit (velocity), Erkenntnisgewinn (veracity) und Wertschöpfung (value) in Verbindung gebracht werden.[31]

Das erste Charakteristikum ist die schiere Größe der Datenmengen, d. h. das Volumen (volume) der Daten. Das zweite Charakteristikum ist die Vielfalt (variety) der Bereiche, aus denen die Daten stammen und damit auch die Vielfalt der Datenarten.[32] Für den Gesundheitsbereich bedeutet dies, dass Daten nicht nur aus dem klinisch-medizinischen Kontext stammen können, sondern auch von Gesundheits-Apps, tragbaren Datenverarbeitungssystemen, sogenannten *Wearables*, oder aus sozialen Netzwerken (Facebook, Twitter, Instagram etc.).[33] Das dritte Charakteristikum bezieht sich auf die Geschwindigkeit (velocity), mit der die Daten gewonnen und verarbeitet werden können, sowie auf die Möglichkeit, Daten in Echtzeit zu gewinnen.[34] Damit verbunden ist der Aspekt des *Deep Learnings*, d. h. des maschinellen Lernens.[35]

---

[29] Vgl. Lyre 2017.

[30] Braun / Dabrock 2016: 314

[31] Die Charakterisierung von ›Big Data‹ geht auf das Unternehmen IBM zurück, welche die ersten vier Vs geprägt hat. Das fünfte ›V‹ für *value* geht auf das IT-Unternehmen Oracle zurück. Vgl. Winkler 2017: 22.

[32] Vgl. ibid. sowie Braun / Dabrock 2016: 314.

[33] Medizinische Daten im engeren Sinne sind Daten, die vom Arzt oder Apotheker bzw. von der Ärztin oder Apothekerin im Zusammenhang mit Diagnose oder Medikation erhoben werden. Daten, die von Gesundheits-Apps oder *Wearables* erhoben werden, sind auch personenbezogen und daher sensible Daten. Mit ihnen sind allerdings andere Bedingungen der Erhebung verbunden: das kommerzielle Interesse der Anbieter, sowie eine gewisse Leichtfertigkeit auf Seiten der Nutzerinnen und Nutzer. Vgl. Gethmann 2018: 90.

[34] Vgl. Winkler 2017: 22.

[35] Das *Deep Learning* ist in vielerlei Hinsicht von der Funktionsweise des Gehirns inspiriert. Diese Methode des maschinellen Lernens bildet eine Art neuronales Netz, in dem vorhandene Informationen immer wieder mit neuen Inhalten verknüpft werden. Dadurch lernt das System. In der Regel greift der Mensch in diesen Prozess nicht mehr ein. Vgl. LeCun et al. 2015.

Die Algorithmen, mit denen die Daten verarbeitet und analysiert werden, können »sich zum Teil selbst weiterschreiben«[36]. Dies ermöglicht sowohl die hohe Geschwindigkeit, mit der Daten gewonnen und verarbeitet werden können, als auch eine Generierung von Erkenntnissen, die bei der Programmierung der Algorithmen noch nicht absehbar waren. Die Algorithmen sind in der Lage Erkenntnisgewinne zu ermöglichen (veracity), die Menschen ohne sie so nicht erlangen könnten.[37] Das fünfte Charakteristikum von Big Data ist die Eigenschaft, dass die Daten einen kommerzialisierbaren Wert (value) generieren, und so mit der Gewinnung, Analyse und Auswertung von großen, vielfältigen Datenmengen auch ökonomische Interessen verbunden sind.[38]

1.2 Mögliche Problemfelder von Big Data in der Medizin

1.2.1 Die 4-R-Challenge

Ein Risikofeld, das sich in Bezug auf Big Data ergibt, ist die sogenannte *4-R-Challenge*, deren semantisches Feld folgende Begriffe umfasst: *reuse, repurpose, recombine, reanalyse*.[39] Im Folgenden soll erläutert werden, welche Problembereiche unter diese Begriffe fallen.

Wiederverwendung von Daten (reuse): Man spricht von der Wiederverwendung von Daten, wenn Daten, die in einem Setting A (in Bezug auf bestimmte Zwecke, in einem bestimmten zeitlichen Rahmen und mit bestimmten ethischen Maßgaben) gewonnen und gespeichert werden und in einem anderen Setting B wiederverwendet werden. Probleme ergeben sich hierbei dadurch, dass sich die Zustimmung der Studienteilnehmerinnen und Studienteilnehmer auf Setting A bezieht und in Bezug auf Setting B nicht gilt.

Der bekannteste Präzedenzfall der (unzulässigen) Wiederverwendung von Daten, der vor Gericht endete und zugunsten der Klägerpartei entschieden wurde, ist der Fall der Havasupai-Indianer. Ursprünglich hatten sich die Havasupai an die *Arizona State University* gewandt, um untersuchen zu lassen, warum sich unter den Stammesmitgliedern ein erhöhtes Vorkommen von Diabetes zeigt. Das Forschungsteam verwendete die im

---

[36] Braun / Dabrock 2016: 315
[37] Vgl. ibid. und Winkler 2017: 22.
[38] Vgl. Braun / Dabrock 2016: 315; Dabrock und Braun verweisen auf eine Studie von McKinsey Global Studies zur Wertschöpfung im Internet der Dinge. Winkler verweist auf eine Veröffentlichung des IT-Unternehmens Oracle. Vgl. dies. 2017: 22.
[39] Vgl. Steinmann et al. 2016: 13–18.

Zuge der entsprechenden Untersuchung gewonnenen Daten allerdings ohne das Wissen der Havasupai für andere Studien, in denen gezeigt wurde, dass es innerhalb der Stammesgemeinschaft vermehrt zu inzestuösen Beziehungen gekommen sein musste. In ihrer Klage gaben die Havasupai an, dass durch dieses Vorgehen ihre kulturelle Integrität geschädigt worden sei. Sie erhielten 1,7 Millionen Dollar Schadensersatz.[40]

Zweckentfremdung (repurpose): Die Wiederverwendung von Daten für andere Zwecke bezeichnet den Fall, dass Daten, die in einem spezifischen Bereich gewonnen werden, in einem davon unterschiedenen Bereich für andere Zwecke wieder verwendet werden. Auch in diesem Fall ist die Einwilligung von Personen, die an einer Studie oder Untersuchung teilgenommen haben, nicht für den neuen Zweck gültig. Eine unzulässige Ausrichtung einer Datenanalyse auf andere Zwecke liegt zum Beispiel dann vor, wenn administrative Daten für Forschungsvorhaben verwendet werden.[41] Eine Zweckentfremdung widerspricht offensichtlich dem rechtlichen Grundsatz der Zweckbindung.[42]

Rekombination (recombine): Mit der Rekombination von Daten ist die inhärente Gefahr verbunden, dass Individuen identifiziert werden, auch wenn die Daten, zu deren Gewinnung sie zugestimmt hatten, keine Hinweise auf ihre Identität (identifiers) enthielten oder anonymisiert worden waren. In datenschutzrechtlicher Hinsicht stellt dies ein schwerwiegendes Problem dar.[43]

Neuananalyse (reanalyse): Probleme, die in Bezug auf die erneute Analyse von Daten entstehen, treten vor allem unter der Maßgabe auf, dass die Big-Data-Technologie schnelle Fortschritte macht. Daten, die vor einiger Zeit gewonnen wurden, können eventuell mit Technologien analysiert werden, die es zum Zeitpunkt der Erhebung noch nicht gab. Auch davon sind Aspekte der informationellen Selbstbestimmung betroffen.[44]

---

[40] Vgl. ibid.: 15.
[41] Vgl. ibid.
[42] Vgl. Abschnitt 4.3 (»Zweckbindung – Zweckvereinbarkeit«) des Teils 2 (Rechtliche Aspekte) des vorliegenden Sachstandsberichts.
[43] Vgl. Steinmann et al. 2016: 16. Buchner und Schnebbe verweisen darauf, dass in Zeiten von Big Data berechtigterweise gefragt werden kann, ob die Anonymisierung von Daten überhaupt möglich ist. Vgl. Abschnitt 2.2 (»Generell: Anonyme Daten in Zeiten von Big Data?«) des Teils 2 (Rechtliche Aspekte) des vorliegenden Sachstandsberichts.
[44] Vgl. Steinmann et al. 2016: 17–18.

1.2.2 Das Risiko der Verwechslung von Kausalität und Korrelation

Eine weitere Konsequenz des Einsatzes von Big Data, die für das Gesundheitssystem als problematisch einzustufen ist, ist die Verschiebung des Verhältnisses von Kausalität und Korrelation.[45] Dies ist in zweierlei Hinsicht bedeutsam. Der erste kritische Aspekt sind direkte und weitreichende Konsequenzen für das Individuum. Mögliche direkte Konsequenzen für das Individuum können zum Beispiel die Fehldiagnose und infolgedessen die Fehlbehandlung sein; etwa dann, wenn der Rückgriff auf bestimmte Wahrscheinlichkeiten die kausale Analyse des Einzelfalls verdrängt. Diesbezüglich ist zu beachten, dass nur die kausale Analyse des Einzelfalls valide Rückschlüsse auf die einzelne Patientin oder den einzelnen Patienten zulässt. Statistische Wahrscheinlichkeiten lassen sich hingegen nur dazu verwenden, generalisierte Annahmen über Gruppen zu machen. Man darf sich deshalb nicht dazu verleiten lassen, Kausalanalysen für überflüssig zu halten.[46]

Der zweite kritische Aspekt ist darin zu sehen, dass einmal ermittelte Kausalitäten langfristig Spuren hinterlassen: »Big Data vergisst nicht(s).«[47] Dies hat langfristig zur Folge, dass einmal ermittelte Strukturen in ihrer Entstehung nur schwer nachvollzuziehen sind und sich deshalb gegen Zweifel und Kritik quasi ›immunisieren‹.[48] Die Entdeckung von Korrelationen erzeugt zudem eine erhebliche psychologische Evidenz und verleitet daher leicht zu Fehlschlüssen. Vor diesem Hintergrund könnte die verbreitete Neigung zu ungerechtfertigten Interventionen bzw. Übertherapie *(furor therapeuticus)* durch Big Data begünstigt werden.[49] Zusätzlich kann damit eine bedenkliche Veränderung des Krankheitsbegriffs einhergehen.[50] Insofern muss eine Kernkompetenz medizinischen Personals, sowohl in der Versorgung als auch in der Forschung, in der Fähigkeit bestehen, Daten angemessen interpretieren zu können.[51]

---

[45] Vgl. Braun / Dabrock 2016: 322.

[46] Vgl. Gethmann 2018: 91–92.

[47] Braun / Dabrock 2016: 322.

[48] Vgl. ibid. Braun und Dabrock verweisen hier auf die Arbeiten von Zarsky 2016 und Pasquale 2015. Tal Zarsky kritisiert die Opazität von automatisierten Entscheidungen und fordert mehr Transparenz und die Offenlegung von Entscheidungsprozessen im Kreditwesen. Frank Pasquale bezeichnet Algorithmen-basierte Entscheidungen als geheime ›Blackboxen‹ und verweist damit ebenso auf Intransparenz und mangelnde Nachvollziehbarkeit von automatisierten Entscheidungsprozessen.

[49] Vgl. Sahm 2018: 122.

[50] Vgl. ibid. Sahm befürchtet vor allem, dass durch die Generierung von umfassenden Krankheitsdaten der Krankheitsbegriff ausgeweitet wird.

[51] Vgl. Zook et al.: 4–5.

1.2.3 Das Risiko intransparenter Strukturen

Ein weiteres Problem entsteht, wenn nicht transparent ist, welche Protokolle einer Prognose, einem Ergebnis oder einer Empfehlung zugrunde liegen. Eventuell könnten sich dahinter rationale Paradigmen oder ökonomische Kalküle verbergen, mit denen die Person, die den Algorithmus verwendet, nicht einverstanden sein könnte.[52] Dies wird vor allem zum Problem, wenn Technologien aus Ländern übernommen oder eingekauft werden, in denen andere ethische Standards der medizinischen Forschung und Versorgung herrschen.[53] Es ist möglich, dass beim Einsatz der erworbenen Technologien die ethischen Richtlinien, die bei der Erstellung verwendet wurden, nicht mehr nachvollziehbar sind und die eigenen ethischen Standards nicht vollständig erfüllen. In internationalen Forschungskontexten und Kooperationsbedingungen ist dieses Problem inhärent. Gerade bei sehr disparaten Datensätzen ist es daher notwendig, kritisch wie sorgfältig auf Objektivität, Reliabilität und Validität zu prüfen, insbesondere dann, wenn Daten aus nicht-wissenschaftlichen Quellen wie sozialen Netzwerken stammen oder mit diesen korreliert werden. Sollte eine solche Prüfung nicht möglich sein, ist große Umsicht bei der Interpretation der Daten angezeigt.[54] Langfristig ist deshalb die Standardisierung der Erhebung von Daten sowie ihrer Annotation ein Ziel, das den wissenschaftlichen Fortschritt begünstigen und letztlich der einzelnen Patientin oder dem Patienten zugutekommen wird.[55]

1.2.4 Die Gefahr der Wissenschaftsgläubigkeit

Neben diesen generellen Überlegungen zur Glaubwürdigkeit und Aussagekraft von durch Big Data generierten Prognosen, Ergebnissen oder Empfehlungen entsteht ein weiteres Problemfeld hinsichtlich der Frage, wie solche Ergebnisse von Anwenderinnen und Anwendern beurteilt und kommuniziert werden können. Wie bei jedem Messgerät, Werkzeug oder Instrument, das eine Ärztin oder ein Arzt verwendet, um zum Beispiel eine Prognose aufzustellen oder eine Therapieempfehlung zu geben, muss sie oder er das Gerät genau kennen, um dessen Fehleranfälligkeit einschätzen zu können.[56] Gleiches gilt für Big-Data-Anwendungen als *tool*. Hier besteht vor allem das Problem der ›Wissenschaftsgläubigkeit‹,

---

[52] Vgl. Braun / Dabrock 2016: 322.
[53] Vgl. Amunts et al. 2018: 112–113.
[54] Vgl. ibid. sowie Zook et al. 2017: 4–5.
[55] Vgl. Amunts et al. 2018: 113.
[56] Vgl. Abschnitt 4 (»Die Bedeutung von Daten: Messungen, Beobachtungen, Kontexte«)

infolge derer die Fehleranfälligkeit unterschätzt oder ausgeblendet werden kann. In Bezug auf das maschinelle Lernen lässt sich konstatieren, dass gerade im Bereich des sogenannten *Deep Learning* in den letzten Jahrzehnten beachtliche Fortschritte erzielt wurden. Trotzdem besteht weiterhin großer Forschungsbedarf bevor solche und ähnliche Methoden Anwendung im klinischen Routinebetrieb finden können.[57]

Ein weiteres Problem ist die Dekontextualisierung und die Verknüpfung von Daten aus verschiedenen Lebensbereichen.[58] Informationen, die bislang nicht dem Gesundheitsbereich zugeordnet waren, werden medikalisiert, wie etwa Informationen über das Essverhalten oder die Freizeitgestaltung. Es ist möglich, dass eine überzogene Gewichtung von Verhaltensänderungen einen »gigantischen Beratungsbedarf«[59] verursacht. Zudem wird davor gewarnt, Datengewinnung grundsätzlich als die Lösung von Problemen anzusehen. Es entsteht leicht der Eindruck, dass mehr Daten automatisch mehr Wissen bedeuten und daraus automatisch Vorteile für alle entstehen; dies ist aber nicht zwingend der Fall.[60]

1.2.5 Das Problem der Kommerzialisierbarkeit von Daten

Die Wahrnehmung von kommerziellen Interessen im Gesundheitsbereich ist per se weder ungewöhnlich noch moralisch zweifelhaft.[61] Deshalb stellt der Hinweis auf kommerzielle Interessen nicht das Ende einer ethischen Beurteilung dar, sondern ihren Anfang. Dies liegt darin begründet, dass sich die Kritik an ökonomischen Zuständen und Verhaltensweisen »grundsätzlich parasitär zu logisch vorher zu diskutierenden Vorstellungen des guten Lebens und damit verbundenen kategorischen Postulaten empfehlenswerten bzw. verwerflichen Handelns«[62] verhält. Überlegungen zu Effekten der Kommerzialisierbarkeit von Daten sind anderen, grundsätzlicheren Überlegungen zu den Werten oder Prinzipien, die von einem System geschützt werden sollen, nachgeordnet. Einen solchen Wert stellt etwa das Wohl der Patientin bzw. des Patienten dar, das gefährdet ist, wenn »ökonomische Gewinninteressen primär das Han-

---

des Teils 1 (Konzeptionelle, organisatorische und technische Aspekte) des vorliegenden Sachstandsberichts.

[57] Vgl. Amunts et al. 2018: 103.

[58] Vgl. Sahm 2018: 122–123.

[59] Ibid.: 123.

[60] Vgl. Amunts et al. 2018: 113.

[61] Vgl. Braun / Dabrock 2016: 322.

[62] Gethmann 2018: 89.

deln des medizinischen Akteurs bestimmen«[63]. Dies ist insbesondere von Bedeutung, wenn derartige Interessen in Algorithmen (nicht sichtbar oder nur schwer nachvollziehbar) integriert sind.

Ergänzende ethische Probleme werden durch Umstände aufgeworfen, in denen Patientinnen und Patienten ihre Daten sozusagen ›verkaufen‹. So bieten etwa private Krankenkassen »günstigere Tarife für per self-tracking nachweisbare gesundheitsförderliche – was immer man auch generell darunter versteht – Verhaltensweisen an, gesetzliche Kassen finanzieren zumindest entsprechende Fitness-Armbänder«[64]. Die Verknüpfung von finanziellen Vergünstigungen mit einer Freigabe von Daten als Gegenleistung scheint mit Blick auf den Gesundheitsbereich ethisch mindestens fragwürdig.

1.3 Mögliche Chancen von Big Data in der Medizin

Die Möglichkeiten von Big Data, die medizinische Forschung entscheidend voranzubringen und das Gesundheitssystem nachhaltig zu verbessern, stehen den erörterten Risiken gegenüber. Die Einstellung, Behinderung oder Verlangsamung der Forschung mit Big Data kann deshalb ebenfalls ethisch problematisch sein,[65] wenn dadurch die bioethischen Prinzipien der Schadensvermeidung, Fürsorgepflicht und/oder Gerechtigkeit verletzt werden.[66] Wenn der kontinuierlich verbesserte Einsatz von Big Data in der Medizin dazu beiträgt, die Gesundheit des Menschen und das Allgemeinwohl zu befördern, dann, so wird argumentiert, besteht ein ethischer Imperativ, diese Forschung voranzutreiben.[67] Das Ziel muss aber darin bestehen, einen verantwortungsvollen Umgang mit Big Data in der Medizin zu finden, der durch einen ethischen Rahmen (ethical framework) angeleitet wird, in dem die ethischen Grundprinzipien, die in der medizinischen Forschung und Versorgung berücksichtigt werden sollten, miteinander vereint und außerdem Möglichkeiten zu

---

[63] Braun / Dabrock 2016: 322.

[64] Ibid.: 323.

[65] Vgl. Faden et al. 2013.

[66] Larson argumentiert in diese Richtung. Er plädiert ausdrücklich dafür, dass Patienteneinwilligungen, die die Forschung behindern, vermieden werden sollen. Man müsse Barrieren abbauen, die das Teilen von Daten erschweren, um, wie plakativ formuliert wird, ›mehr Leben retten zu können‹. Vgl. Larson 2013: 2443–2444. Der Standpunkt, den Larson sowie Faden et al. 2013 vertreten, ist singulär. Die große Mehrheit der Publikationen ist auf Risiken von Big Data fokussiert.

[67] Vgl. Goodman 2020: 30.

ihrer Abwägung aufgezeigt werden. Bestehende Ansätze, einen solchen Rahmen zu entwickeln, werden nachfolgend skizziert.

2. Eine Pluralität von Werten und Möglichkeiten der Abwägung: Entwicklung eines ethischen Rahmens für die Anwendung von Big-Data-Technologien in der Medizin

Bislang sind die Ansätze zur Entwicklung eines umfassenden ethischen Rahmens für den Kontext von Big Data in der Medizin überschaubar. Gleichwohl liegen eine Reihe von Stellungnahmen und Forschungsbeiträgen vor, die einzelne ethische Problemfelder ansprechen und diskutieren – sowohl in Bezug auf ethische Probleme, die allgemein durch Big Data aufgeworfen werden,[68] als auch mit der Ausrichtung auf spezifische ethische Problemlagen im Gesundheitssektor.[69] Mit dem Entwurf eines ethischen Rahmens für Big Data in der Medizin sollen einerseits zu schützende Werte oder Prinzipien formuliert und andererseits Praktiken oder Technologien ermittelt werden, die diese Werte bedrohen oder unterminieren. Es geht also darum, Chancen sowie Risiken transparent zu machen und gegeneinander abzuwägen.

Die in den verschiedenen Entwürfen diskutierten Werte oder Prinzipien variieren.[70] Deshalb ist es sinnvoll einige Überlegungen zu den übergreifenden ethischen Fragen voranzustellen. Oftmals bildet das Bestreben, Personen zu respektieren (respect for persons), den Ausgangspunkt für ethische Überlegungen, weil es in gewisser Hinsicht die Grundlage für andere ethische Prinzipien bildet oder eng mit ihnen zusammenhängt.[71] Respekt gegenüber Personen wird historisch immer mit dem Prinzip der Autonomie assoziiert, welches sich wiederum durch die informierte Einwilligung, durch Partizipation an demokratischen Entscheidungsprozessen sowie durch respektvolle und transparente Kommunikation ausdrückt.[72]

---

[68] Gute Beispiele sind Steinmann et al. 2016 sowie Vayena et al. 2016.
[69] Zu nennen sind hier vor allem Xafis et al. 2019 sowie Mittelstadt / Floridi 2016a.
[70] Die Liste von Xafis et al. ist wohl die umfassendste. Sie nennt als essentielle Werte: Schadensminimierung (harm minimisation), Integrität (integrity), Gerechtigkeit (justice), Freiheit/Autonomie (liberty/autonomy), Privatheit (privacy), Verhältnismäßigkeit (proportionality), Allgemeinwohl (public benefit), Solidarität (solidarity) und Sorgfalt (stewardship). Vgl. Xafis et al. 2019: 245.
[71] Vgl. ibid.: 235.
[72] Vgl. ibid.

Der zweite Aspekt, der dem ersten Aspekt gegenübergestellt ist, diesen aber auch schützen kann, ist auf das Interesse der Allgemeinheit am Gemeinwohl (public benefit/ social licence) bezogen. Um Personen zu schützen und ihre Rechte zu respektieren, darf das öffentliche Interesse nicht über das Interesse an Autonomie und Privatheit gestellt werden, zum Beispiel indem Minderheiten zu Forschungszwecken ausgebeutet würden.[73] Gerade im Gesundheitssystem, etwa bezüglich der Impfpolitik, werden jedoch Entscheidungen für die Allgemeinheit getroffen, weil sie auch dem Individuum zugutekommen.[74] Viele ethische Probleme in Bezug auf Big Data in der Medizin ergeben sich deshalb im Spannungsfeld zwischen Individuum und Gesellschaft.[75] Individualinteressen und -rechte müssen im Zweifel gegen das Interesse der Gemeinschaft abgewogen werden.[76]

Der dritte hier zu nennende Aspekt betrifft die menschliche Verletzlichkeit. Verletzlichkeit ist die Anfälligkeit oder Empfänglichkeit für Schaden oder Unrecht, sie kann physischer, sozialer oder ökonomischer Art sein.[77] Verletzlichkeit ist eine für das menschliche Leben charakteristische Eigenschaft, weil sie jedem Menschen in mehreren Weisen zukommt. Betrachtet man Gesundheit als Ermöglichungsgrund für persönliches Glück und Wohlergehen, muss konstatiert werden, dass jedem Menschen eine charakteristische Verletzlichkeit zukommt, da jeder Mensch erkranken oder verletzt werden kann. Darüber hinaus können auch Grade von Verletzlichkeit bestimmt werden: Menschen, die von anderen abhängig sind, zum Beispiel kleine Kinder, ältere Menschen oder Menschen mit Behinderung, sind in vielerlei Hinsicht zu einem höheren Grad verletzlich als andere Menschen, woraus eine besondere Verantwortung der Gemeinschaft gegenüber diesen Personengruppen entsteht. Dazu kommt, dass Menschen insbesondere dann, wenn sie krank sind, auf besondere Weise verletzlich sind und unter Umständen weniger autonom handeln können.[78]

Die Verletzlichkeit einzelner Personen hängt allerdings nicht nur von inhärenten Eigenschaften wie ihrem physischen Zustand oder ihrem Alter ab, sondern auch von kontingenten Kontexten. Zum Beispiel können

---

[73] Vgl. ibid. und 238.
[74] Vgl. O'Neill 2016: 211. Onora O'Neill kritisiert, dass die Bioethik sich schädlicherweise zu sehr auf den Schutz der Autonomie einzelner Personen fokussiert habe.
[75] Vgl. Xafis et al. 2019: 247.
[76] Vgl. Winkler 2017: 27.
[77] Vgl. ibid.: 237–238.
[78] Vgl. O'Neill 2016: 212.

sozio-ökonomische oder geografische Unterschiede zu unterschiedlichen Graden der Verletzlichkeit führen.[79]

Mit diesen allgemeinen Überlegungen zum Respekt gegenüber Personen, zum Interesse am Allgemeinwohl sowie zur menschlichen Verletzlichkeit lassen sich die ethischen Prinzipien formulieren, die auf unterschiedliche Weise in jeder medizinethischen Überlegung vorkommen und seinerzeit von Tom L. Beauchamp und James F. Childress im Anschluss an den Belmont Report erstmalig grundlegend definiert und diskutiert worden sind: das Prinzip der Autonomie (autonomy), das Prinzip des Nicht-Schadens (non-maleficence), das Prinzip der Fürsorge (beneficence) und das Prinzip der Gerechtigkeit (justice).[80] Diese Reihe wird um das Prinzip des Vertrauens (trust) ergänzt, welches gerade im Kontext von Big-Data-Anwendungen von großer Wichtigkeit ist. Im Folgenden werden die genannten Prinzipien einzeln erläutert und Bezüge zu möglichen Problemstellungen in Bezug auf Big Data in der Medizin herausgestellt. Anschließend werden Schwierigkeiten bezüglich der Abwägung der Prinzipien erörtert.

2.1 Das Prinzip der Autonomie

Das Prinzip der Autonomie umfasst grundsätzlich zwei Bedingungen: die Freiheit des Individuums sowie seine Fähigkeit, eigene Entscheidungen zu treffen.[81] Innerhalb der Medizinethik ist die informierte Einwilligung die wichtigste Ausdrucksform der Intention, die Autonomie von Patientinnen und Patienten bzw. Probandinnen und Probanden zu wahren.[82] Im Bereich von Big-Data-Anwendungen stellt sich aber grundsätzlich die Frage, ob es überhaupt ein realistisches Anliegen sein kann, die informierte Einwilligung einzuholen. Dies liegt zum einen darin begründet, dass mit Big-Data-Technologien oftmals Forschungszwecke verfolgt werden, die nicht oder zumindest nicht hinreichend präzise antizipierbar sind, und zum anderen daran, dass eine informierte Einwilligung zur epistemischen Überforderung der beteiligten Patientinnen und Patienten bzw. Probandinnen und Probandinnen führen kann.[83]

---

[79] Vgl. Xafis et al. 2019: 238.
[80] Vgl. Beauchamp / Childress 2013.
[81] Vgl. ibid.: 102.
[82] Vgl. Steinmann et al. 2016: 19–20.
[83] Vgl. ibid. Siehe meine Ausführungen in Abschnitt 4 (»Die besondere Rolle des Vertrauens für den Umgang mit Big Data in der Medizin«).

In einer wesentlich allgemeineren Perspektive bezieht sich Autonomie auf soziale, politische und ökonomische Verhaltensweisen von Individuen, mittels derer sie ihre Freiheit ausüben. Diese Art der Freiheit ist nicht die Summe einzelner freier Entscheidungen, sondern vielmehr eine umfassende Qualität sozialer Praktiken, die durch gesellschaftliche Strukturen ermöglicht werden. Ein Beispiel dafür ist die politische Teilhabe, die durch demokratische Gesellschaftsstrukturen ermöglicht wird. Insbesondere die Praktiken der gezielten Sammlung von Daten mit dem Zweck ein Profil eines Nutzers oder einer Nutzerin zu erstellen (tracking) oder die Auswertung von großen Datenmengen zur Feststellung von Regularitäten und Mustern (data mining) stellen dann eine Bedrohung für die Autonomie des Individuums dar, wenn sie die gesellschaftlichen Strukturen unterminieren, die gemeinhin autonomieförderlich sind.[84]

2.2 Das Prinzip der Schadensvermeidung

Das Prinzip der Schadensvermeidung oder auch Prinzip des Nichtschadens (harm minimisation/ no harm principle) nimmt direkten Bezug auf die Verletzlichkeit und besagt, dass niemandem Schaden zugefügt werden soll.[85] Schaden kann in einem weiteren Sinne als Minderung des Rufes, des Besitzes, der Privatheit oder Freiheit einer Person verstanden werden. Körperliche Schäden wie Schmerz, Behinderung, Leiden und Tod gelten allerdings als paradigmatische Fälle von Schaden, wobei die Bedeutung von psychischen Schäden nicht ausgeklammert werden darf.[86] Grundsätzlich hängt das Prinzip der Schadensvermeidung eng mit dem Benefizienzprinzip zusammen, wobei der Grundsatz, nicht absichtlich Leiden zu verursachen oder Menschen zu verletzen, wesentlich enger zu verstehen ist, als die Verpflichtung, Leiden zu verhindern, Leiden zu beseitigen und das Gute zu befördern.[87] Auch wenn dem Prinzip der Schadensvermeidung gemeinhin Priorität gegenüber anderen Prinzipien eingeräumt wird, gilt dies im Einzelfall unter Umständen nicht. Das Prinzip der Schadensvermeidung stellt also ebenso wenig wie die anderen Prinzipien ein absolutes Prinzip dar, sondern muss im Einzelfall immer gegen die anderen Prinzipien abgewogen werden.[88]

---

[84] Vgl. ibid.
[85] Vgl. Beauchamp / Childress 2013: 150.
[86] Vgl. ibid.: 153–154.
[87] Vgl. ibid.: 154.
[88] Vgl. ibid.

Für den Umgang mit der Gefahr der Schädigung eines Individuums durch medizinische Behandlung oder Forschung gelten grundsätzlich Prinzipien wie »die Minimierung von Risiken und Belastungen, Verhältnismäßigkeit von Erkenntnisziel und Beanspruchung, [sowie der; LS] Verzicht auf entbehrliche Experimente«[89]. Im Hinblick auf das Arzt-Patient-Verhältnis wird das Prinzip des Nichtschadens als bedeutungsvollstes angesehen. Es begründet unter anderem die weitreichenden Befugnisse von Ärztinnen und Ärzten sowie die Voraussetzung für das Vertrauen zwischen ihnen und ihren Patientinnen und Patienten.[90]

2.3 Das Prinzip der Fürsorge

Das Prinzip der Fürsorge oder das Benefizienzprinzip (principle of benevolence/ principle of beneficence) ist auf das Ziel gerichtet, das Wohlergehen von Menschen zu befördern.[91] Es wird im Gegensatz zum Prinzip der Schadensvermeidung oftmals als supererogatorisch verstanden, insofern es ein aktives Eingreifen mit Blick auf das Wohl von anderen fordert.[92] Während das Prinzip der Schadensvermeidung von Forschenden sowie Ärztinnen und Ärzten ausnahmslos fordert, anderen nicht zu schaden, kann nicht in vergleichbarer Weise gefordert werden, sich für das Wohlergehen anderer aktiv einzusetzen.[93] Daher dient das Benefizienzprinzip im Kontext von Big Data vor allem als Instrument der Prüfung und des kritischen Hinterfragens: Hat eine neue Technologie wirklich einen Nutzen, bzw. kommt sie tatsächlich jemandem zugute und wirkt sie sich positiv auf das Wohlergehen von Menschen aus?[94] Die Beweislast liegt dabei auf Seiten derer, die die neue Technologie einführen möchten. Sie müssen zuerst zeigen, inwiefern diese dem Wohlergehen nachweislich förderlich ist. Das Benefizienzprinzip fällt insofern nur dann für eine neue Technologie positiv ins Gewicht, wenn die anderen Prinzipien gewahrt werden. Besondere Vorsicht ist in Bezug darauf geboten, dass gerade im Kontext von Big Data die Tendenz dazu be-

---

[89] Hübner 2015: 48.
[90] Vgl. Schildmann / Vollmann 2015: 196.
[91] Vgl. Beauchamp / Childress 2013: 202.
[92] Vgl. Beauchamp 2019. Pflichten, die das Maß des gemeinhin Geschuldeten übersteigen, werden als supererogatorische Pflichten bezeichnet. Ihre Erfüllung übersteigt das, was man dem Einzelnen vernünftigerweise zumuten könnte.
[93] Vgl. Steinmann et al. 2016: 19.
[94] Vgl. ibid.

steht, technologische Neuerungen von Seiten der Forschung zu optimistisch einzuschätzen.[95]

2.4 Das Prinzip der Gerechtigkeit

Die faire Verteilung von Chancen und Risiken, die Verteidigung eines Rechts auf Zugang zur Gesundheitsversorgung sowie Kriterien zur Verteilung von Gesundheitsleistungen in Anbetracht knapper Ressourcen sind nur einige der weiterhin offenen Gerechtigkeitsfragen im Gesundheitsweisen.[96]

Beauchamp und Childress legen überzeugend dar, dass sich Überlegungen zur Gerechtigkeit im Bereich von bioethischen Fragen am Prinzip der Chancengleichheit nach John Rawls orientieren müssen. Chancengleichheit besteht demzufolge dann, wenn Menschen aufgrund von kontingenten Eigenschaften (Geschlecht, Hautfarbe, Nationalität etc.) weder Vorteile erhalten noch Nachteile erfahren. Der Grundgedanke ist, dass solche Eigenschaften, die durch die ›Lotterie‹ des biologischen und sozialen Lebens zufällig an Menschen verteilt werden, keine Grundlage für eine moralisch gerechtfertigte Verteilung von Chancen und Gütern liefern, wenn Menschen nicht zugleich die Gelegenheit gegeben wird, solche sozialen oder biologischen Ausgangslagen aus eigener Anstrengung zu überwinden.[97] Eine Stärke des Rawls'schen Ansatzes besteht nun darin, dass einzelne Ungleichheiten weiterhin bestehen können, diese aber gerechtfertigt sein müssen.[98] Es gilt bei Anwendungsfällen daher zu prüfen, ob Ungleichheiten vorliegen und diese gerechtfertigt werden können. Verletzungen des Gerechtigkeitsprinzips liegen etwa dann vor, wenn eine bestimmte gesellschaftliche Gruppe ungerechtfertigt ungleich behandelt wird, wie etwa bei Akten der Diskriminierung.

Im Kontext von Big Data könnte der Einsatz von Algorithmen-basierten, automatisierten Entscheidungen zum Beispiel dazu führen, dass eine bestimmte sozio-ökonomische Gruppe benachteiligt wird, weil es im Vergleich zu einer anderen Gruppe weniger wahrscheinlich ist, dass Menschen dieser Gruppe die Maßnahmen annehmen und von ihnen profitie-

---

[95] Vgl. ibid.

[96] Vgl. ibid.

[97] Vgl. Beauchamp / Childress 2013: 263.

[98] Vgl. ibid.: 250 f. Gerade in der Medizin haben wir es häufig mit verletzlichen Gruppen zu tun, die eben nicht gleich mit anderen behandelt werden sollen, sondern ungleich: zum Beispiel minderjährige, schwangere, ältere, behinderte oder chronisch kranke Menschen. Gerechtigkeit als Gleichbehandlung zu verstehen, wäre deshalb falsch.

ren werden.[99] Etwa dann, wenn eine Methode bei einer bestimmten Gruppe aus sozio-ökonomischen und nicht aus medizinischen Gründen nicht eingesetzt würde, weil (statistisch gesehen) die Heilungschancen dieser Gruppe beim Einsatz der entsprechenden Methode schlechter waren. Daraus würden eine ungerechtfertigte Ungleichheit und systematische Benachteiligung dieser Gruppe entstehen, was dem oben ausgeführten Verständnis von Gerechtigkeit widerspräche.[100]

Eine nicht gerechtfertigte Ungleichheit für eine Personengruppe kann auch durch die medizinische Forschung selbst entstehen. Werden bestimmte Behandlungsweisen oder Medikamente zum Beispiel nur an einer bestimmten Personengruppe getestet (etwa an weißen Mitteleuropäern), kann daraus resultieren, dass die erprobte Behandlungsweise oder das zugelassene Medikament nur dieser Personengruppe zugutekommt.[101] Auch dies würde dem Gerechtigkeitsprinzip widersprechen. Dieser Art der Benachteiligung kommt durch Big-Data-Technologien, die genbasierte Forschung betreiben, gesteigerte Brisanz zu: Es könnte eine Benachteiligung bestimmter Personengruppen aufgrund ihrer Gene entstehen.[102]

Darüber hinaus ist zu beachten, dass das Gerechtigkeitsprinzip nicht nur beim Einsatz von Big-Data-Technologien, sondern auch bei ihrem Design eine Rolle spielen muss.[103] Auch die Entscheidung, Big-Data-Technologien nicht einzusetzen, kann dem Gerechtigkeitsprinzip widersprechen, wenn zum Beispiel nicht untersucht wird, ob bestimmte Personengruppen in bestimmten Kontexten benachteiligt werden.[104]

Um hier ein Beispiel zu nennen: Arzneimittel werden bei Kindern größtenteils *off-label* eingesetzt, d.h., dass es keine zuverlässigen Studien zum Einsatz des Arzneimittels für diese Personengruppe gibt und der Arzt oder die Ärztin im Hinblick auf die Dosierungsempfehlung für Erwachsene selbst beurteilen muss, wie das Medikament verabreicht werden soll.[105] Das liegt daran, dass in vielen Bereichen die Forschung für den Einsatz von Arzneimitteln bei Kindern fehlt. Aufgrund dessen werden Medikamente bei Minderjährigen häufig falsch eingesetzt. Dadurch wird die gesamte Personengruppe ›Minderjährige‹ benachteiligt. Auch wenn diese Benachteiligung durch das Prinzip der Schadensvermeidung be-

---

[99] Vgl. Steinmann et al. 2016: 19.
[100] Vgl. ibid.
[101] Vgl. Mittelstadt / Floridi 2016a: 468.
[102] Vgl. ibid.
[103] Vgl. Steinmann et al. 2016: 19.
[104] Vgl. ibid.
[105] Vgl. zu ethischen Herausforderungen des Off-Label-Use Heinrichs et al. 2017.

gründet ist, weil man Minderjährige nicht den Risiken von medizinischen Studien aussetzen und Medikamente an ihnen testen möchte, bleibt sie doch eine Benachteiligung, deren Rechtfertigung zu prüfen ist. Big-Data-Technologien lassen sich aber auch dazu nutzen, herauszufinden, welche sozialen Gruppen Benachteiligungen ausgesetzt sind. Untersuchungen dieser Art sind nach dem Gerechtigkeitsprinzip wiederum geboten.[106]

2.5 Das Prinzip des Vertrauens

Der ethische Wert des Vertrauens basiert auf den informellen Übereinkünften zwischen den Mitgliedern einer Gesellschaft oder zwischen Individuen und Institutionen. Vertrauen ermöglicht, dass Individuen ihre persönlichen Ziele sorglos und frei verfolgen können, ohne eine Missachtung ihrer Freiheitsrechte oder Eingriffe in ihre Privatsphäre befürchten zu müssen.[107] Vertrauen ist insofern Ermöglichungsgrund für Autonomie: »[E]ine Person, die nicht auf andere und wesentliche Aspekte ihrer Umwelt vertrauen könnte, wäre gänzlich handlungsunfähig.«[108] Vertrauen und Autonomie bedingen sich gegenseitig, stehen aber auch in einem Spannungsverhältnis. Vertrauen ist zudem in modernen Gesellschaften oftmals eine prekäre Ressource, die durch aktive Maßnahmen gefördert und geschützt werden muss.[109]

Ähnlich wie beim Benefizienzprinzip ist es nur sinnvoll, sich auf den Wert des Vertrauens zu beziehen, wenn die anderen ethischen Prinzipien ebenso in den Blick genommen werden. Es wäre widersinnig eine Maßnahme zu ergreifen, die Vertrauen fördern soll, aber gleichzeitig jemandem schadet oder dem Prinzip der Gerechtigkeit widerspräche. Vertrauen wird deshalb ähnlich dem Benefizienzprinzip zuvorderst zur kritischen Prüfung eingesetzt: Es ist vor allem zu überprüfen, ob das Sammeln oder die Auswertung von Daten durch eine Institution langfristig das Vertrauen in diese Institution unterminiert. Außerdem ist es wichtig, dass keine Diskrepanz zwischen dem Vertrauen, das zum Beispiel von den Teilnehmenden einer Studie verlangt wird und der Art der Vertrauenswürdigkeit, die die Forschungseinrichtung durch ihre Richtlinien und ihr Personal etabliert, besteht.[110]

---

[106] Vgl. Steinmann et al. 2016: 19.
[107] Vgl. Steinfath 2016: 11–13.
[108] Ibid.: 13.
[109] Vgl. ibid.: 12.
[110] Vgl. Steinmann et al. 2016: 19.

Vertrauenszuschreibungen von Seiten der Nutzerinnen und Nutzer, Kundinnen und Kunden oder Patientinnen und Patienten werden wohl in Zukunft davon abhängen, inwiefern es insbesondere Unternehmen in der App-Entwicklung sowie im Medizin- und Fitnessbereich gelingt, proaktiv Vertrauen zu erzeugen.[111]

Der substanzielle Wert des Vertrauens wird durch prozedurale Werte wie Transparenz und Integrität gefördert. Weitere prozedurale Werte sind Einheitlichkeit (consistency), die Orientierung an interpersonell nachvollziehbaren Gründen (reasonableness) oder auch die Vertrauenswürdigkeit (trustworthiness), die sich neben Personen und Institutionen auch auf Prozesse beziehen kann, die dann vertrauenswürdig sind, wenn sie transparent und wahrheitsgetreu gestaltet werden.[112] Die Unterscheidung zwischen substanziellen und prozeduralen Werten ist vor allem mit Blick auf die Unterscheidung von Werten und Maßnahmen wichtig, die diese Werte befördern, garantieren oder sichern sollen (siehe Abschnitt 5 »Ausblick«).

2.6 *Wertepluralismus*, minimal ethical threshold *und das Problem der Abwägung*

Ausgangspunkt für die Abwägung von Werten und Prinzipien ist grundsätzlich das Interesse, Chancen zu nutzen und Risiken zu vermeiden. Auch im Kontext von Big Data in der Medizin stellt die Abwägung eine komplexe Aufgabe dar. Dies liegt zum einen an der generellen Schwierigkeit, dass das Verhältnis von Chancen und Risiken durch die Wahrscheinlichkeit von Nutzen und Schaden bestimmt wird und diese im Kontext der Anwendung von Big-Data-Technologien aufgrund bereits skizzierter epistemischer Unsicherheiten teilweise nur schwer einschätzbar ist. Zum anderen betrifft Big Data in der Medizin vielfältige Anwendungsfelder, bei denen eine komplexe Gemengelage von Handlungskontexten sowie Akteurinnen und Akteuren vorliegt.[113] Eine mögliche Herangehensweise für die vorzunehmende Abwägung besteht nun darin, die Handlungskontexte, in denen das Individuum von Big Data betroffen ist, zu analysieren: als Patientin oder Patient im Kontakt mit einem Arzt oder einer Ärztin, Apotheker oder Apothekerin, als Bürgerin oder Bürger und Mitglied

---

[111] Vgl. Braun / Dabrock 2016: 316–317.
[112] Vgl. Xafis et al. 2019: 246.
[113] Vgl. Amunts et al. 2018: 112.

eines Gesundheitssystems, als Kundin oder Kunde einer Versicherung oder als Probandin oder Proband in der Forschung.[114]

Gerade weil das Phänomen Big Data so vielgestaltig ist und diverse Bereiche menschlichen Handelns berührt, wird in der ethischen Diskussion um Big Data nicht ein einzelner Ansatz als Lösung angesehen, der diese Vielgestaltigkeit insgesamt adressieren könnte.[115] Vielmehr gilt der Grundsatz eines Wertepluralismus, mit dem die Idee verbunden ist, einen minimalen *ethical threshold* zu wahren, d. h. eine Untergrenze oder Schwelle, die nicht von Abwägungen betroffen sein soll.[116]

Die bioethischen Prinzipien bzw. Werte (Autonomie, Schadensvermeidung, Fürsorge, Gerechtigkeit und Vertrauen), die diese Pluralität formen, sind insofern als komplementär aufzufassen, als dass eines für sich genommen nicht ausreichen würde, um alle durch Big Data generierten Probleme adäquat anzusprechen. Gleichzeitig sind sie nicht immer komplementär, sondern stehen eventuell sogar in Konkurrenz zueinander, sodass eine Abwägung zwischen ihnen erforderlich wird.[117] Bis vor wenigen Jahrzehnten hatten die Prinzipien der Schadensvermeidung und der Fürsorge noch einen klaren Vorrang gegenüber dem Prinzip der Autonomie, während sich aktuell die Tendenz abzeichnet, alle bioethischen Prinzipien als gleichrangig anzusehen.[118] Dies mag nicht zuletzt darauf zurückzuführen sein, dass sie als Prinzipien mittlerer Abstraktionsebene enorm konsensfähig sind und man sie »vor dem Hintergrund verschiedener philosophischer Ansätze als für den medizinischen Bereich relevant ansehen kann, ohne notwendigerweise auf die Ebene der philosophischen Letztbegründung wie die Pflichten- oder Folgenethik rekurrieren zu müssen«[119].

Neben der unmittelbaren Konsequenzen, die aus der Missachtung der bisher besprochenen Prinzipien folgen, ist darüber hinaus zu beachten, dass manche Verhaltensweisen oder Praktiken auch dann ethisch verwerflich sein können, wenn sie keinen unmittelbaren Schaden verursachen, aber bestimmte langfristige Folgen für die Gesellschaft haben; beispielsweise, wenn sie das Vertrauen in die Medizin oder in die medizinische Forschung oder das Prinzip der Gerechtigkeit unterminieren. Dies schadet langfristig nicht nur der Gesellschaft, sondern auch wieder dem Individuum. Hinsichtlich dieser Fälle gilt es, vertrauensbildende Maßnahmen

---

[114] Vgl. Gethmann 2018: 88–92.

[115] »A one-size-fits-all approach does not seem appropriate for it.« Steinmann et al. 2016: 12.

[116] Vgl. ibid.: 13, 21 sowie Gethmann 2018: 93.

[117] Vgl. Steinmann et al. 2016: 20–21.

[118] Vgl. Düber et al. 2015: 126.

[119] Winkler 2017: 24.

zu etablieren, etwa indem Praktikerinnen und Praktiker durch Schulungsangebote mit Kompetenzen wie ethischer Problemsensitivität und empathischer Kommunikationsfähigkeit ausgestattet werden.[120]

Am Beispiel des innerhalb der ethischen Debatte um Big Data zentralen Werts der informationellen Selbstbestimmung kann die Abwägung von Chancen und Risiken in einem spezifischen Handlungskontext verdeutlicht werden. Der Schutz informationeller Selbstbestimmung ist Ausdruck des Schutzes der Privatheit, der Autonomie sowie der Freiheit des Individuums.[121] Im Handlungskontext der medizinischen Versorgung besteht durch die Sammlung und Zusammenführung von großen Datenmengen etwa die Gefahr, dass gegen vitale Interessen von Patientinnen und Patienten verstoßen wird, indem ihre Daten unautorisiert an Dritte – beispielsweise an Versicherungen – weitergegeben werden. Als Chance ergeben sich aber u. a. bessere Überwachungschancen eines individuellen Krankheitsverlaufs oder die Möglichkeit, eine bedrohliche Medikamenteninteraktion zu verhindern.[122] Für eine mögliche Abwägung dieser Chancen und Risiken kann zwischen einem kategorischen und einem hypothetischen Verständnis von informationeller Selbstbestimmung unterschieden werden.[123] Da es weder einen perfekten technischen Schutz der Privatsphäre noch eine perfekte Anonymisierung von Daten geben kann, müsste die kategorische Lesart zu einem generellen ethischen Verbot von Big Data führen. Dies würde den rigorosen Verzicht auf die Chancen, die Big Data für das Gesundheitssystem und damit für jeden Einzelnen bereitstellt, implizieren. »Eine hypothetisch verstandene Forderung nach Selbstbestimmung ließe dagegen zu, die informationelle Selbstbestimmung gegenüber anderen Zwecken abzuwägen.«[124] Zu diesem Zweck müsste allerdings genauer geklärt werden, was unter dem Begriff ›Selbstbestimmung‹ zu verstehen ist. Hierzu liegen fünf mögliche Unterscheidungen vor:

(1)   Menschen wollen Selbstbestimmung nicht auf jeder Körnigkeitsstufe ausüben, d. h. es muss der jeweilige Lebensbereich, um den es geht, in den Blick genommen werden, um sagen zu können, welcher Grad der Selbstbestimmung wünschenswert wäre.

---

[120] Vgl. Steinmann et al. 2016: 21–22.
[121] Vgl. Gethmann 2018: 92–94.
[122] Vgl. ibid.: 90.
[123] Vgl. ibid.: 93.
[124] Ibid.

(2)   Zwischen der Freiwilligkeit einer Handlung und der Inkaufnahme von Handlungsumständen ist zu unterscheiden.

(3)   Der Begriff der Selbstbestimmung darf nicht vom »Bild des vollsinnigen, immer starken, gesunden und wachen Selbstbestimmungs-Heroen« ausgehen, sondern muss auch »Kinder, Kranke, Behinderte, Schwache, Mittelbegabte oder am Kontext Desinteressierte«[125] einschließen.

(4)   Die Ausführung einer Handlung ist genauso wie die Unterlassung ein Modus der Selbstbestimmung.

(5)   Der Akteur und die Akteurin können das Recht zur Selbstbestimmung auf andere Akteurinnen und Akteure übertragen.[126]

Es wird deutlich, dass für die Abwägung von Selbstbestimmung mit anderen Gütern grundsätzlich gilt, dass Menschen bestimmte Risiken in Kauf nehmen müssen, wenn sie von bestimmten Chancen profitieren möchten.

Des Weiteren muss beachtet werden, dass Selbstbestimmung so expliziert wird, wie es auch in anderen Lebenskontexten der Fall ist, in denen Informationen über Akteurinnen und Akteure von Bedeutung sind: Wenn man in einem Haus mit Fenstern wohnt oder eine Postkarte schreibt, nimmt man ebenfalls in Kauf, einen Teil der eigenen Privatsphäre aufzugeben.[127] Vollständige Privatheit in allen Kontexten des Handelns von Akteurinnen und Akteuren ist demnach nie gegeben. Umso wichtiger ist es daher zu definieren, unter welchen Parametern die Selbstbestimmung trotzdem gewahrt bleibt und welche Handlungsweisen von Individuen sowie Institutionen diese fördern und schützen. Darüber hinaus sollten Big Data betreffende ethische Gefahrenpotenziale nicht erst *ex post* diskutiert, sondern bereits im Forschungsdesign antizipiert werden.[128]

2.7   *Kontextabhängigkeit und Partikularismus*

Neben einem Wertepluralismus könnte sich der Partikularismus als sinnvolle Ergänzung in der ethischen Reflexion der durch Big Data in der Medizin generierten Probleme erweisen. Partikularismus beschreibt die Auffassung, dass anstelle von allgemeingültigen, kontextunabhängigen

---

[125]   Ibid.: 94.
[126]   Vgl. ibid.: 93.
[127]   Vgl. ibid.: 95.
[128]   Vgl. Steinmann et al. 2016: 13.

Grundsätzen spezifische Kontexte mit ihren Eigenheiten in den Blick zu nehmen sind. Verschiedene Kontexte generieren unterschiedliche Probleme, weshalb jeweils unterschiedliche Werte analysiert und gegeneinander abgewogen werden müssen, um zu einer angemessenen Beurteilung zu gelangen. Bei den jeweiligen kontextabhängigen Einzelfallentscheidungen müssen jeweils alle relevanten Werte bzw. Prinzipen gegeneinander abgewogen werden.[129]

Je nachdem, ob Daten in einem forschungsbezogenen oder kommerziellen Kontext gewonnen werden, ergeben sich beispielsweise unterschiedliche Bedenken und Gefahren. In dem von Michael Steinmann et al. vorgeschlagenen Entwurf eines ethischen Rahmens für Big Data soll das Ziel deshalb darin bestehen, für jeden Kontext einen minimalen ethischen Standard zu formulieren, der nach Möglichkeit durch universale, kontextunabhängige Begriffe beschrieben werden soll.[130] Die unterschiedlichen Kontexte sind der soziale bzw. gesellschaftliche, der wissenschaftliche, der politische und der kommerzielle Kontext. Für jeden dieser Kontexte sollen ein minimales Niveau der Fürsorge, eine grundsätzliche Festlegung von Schadensvermeidung, sowie ein minimaler Verhaltensstandard formuliert werden, die Vertrauen fördern und Autonomie schützen. Falls dies nicht explizit möglich sei, solle es zumindest ansatzweise skizziert werden.[131]

Mit Blick auf Big Data sind die verschiedenen Kontexte allerdings diffus und gehen oftmals ohne klare Grenzen ineinander über. Es ist eine »der wesentlichen Folgen von Big-Data, dass bislang getrennte Bereiche zusammenwachsen, sodass auch Informationen mit dem Thema Gesundheit verknüpft werden können, die bisher nicht als gesundheitsrelevant erachtet werden«[132]. So können etwa auch aus Kreditkartendaten oder dem Verhalten in sozialen Medien Rückschlüsse auf gesundheitsrelevante Fragen gezogen werden. Es wird allerdings bemerkt, dass auch wenn durch Big Data die unterschiedlichen Kontexte der Datengewinnung miteinander verschmelzen, dies nicht die ethische Reflexion von der Aufgabe entlaste, diese Kontexte bei der ethischen Bewertung von Gefahrenpotenzialen möglichst getrennt zu bewerten.[133]

Dies spricht dafür, sich bei der jeweiligen Bewertung von Problemfeldern doch auf die spezifischen Kontexte zu berufen, in denen das Indi-

---

[129] Vgl. ibid.
[130] Vgl. ibid.
[131] Vgl. ibid.: 22–24.
[132] Braun / Dabrock 2016: 326 (Fußnote 9).
[133] Vgl. Steinmann et al. 2016: 23.

viduum Akteurin oder Akteur ist, d. h. also als Patient oder Patientin, als Nutzer oder Nutzerin einer Gesundheits-App, als Kunde oder Kundin einer Versicherung oder als Proband bzw. Probandin einer klinischen Studie. Es bleibt jedoch unklar, wie die ethische Bewertung von Problemfeldern, in denen sich diese Aspekte überlappen, umzusetzen ist.

3. Autonomie und informationelle Selbstbestimmung in der Praxis

Im Vordergrund der aktuellen ethischen Debatte stehen zur Zeit Fragen der Autonomie und der damit verbundenen informationellen Selbstbestimmung, d. h. Fragen rund um den Begriff der ›privacy‹. Das Standardinstrument für die Gewährleistung von informationeller Selbstbestimmung in traditionellen Settings der medizinischen Forschung und der medizinischen Versorgung ist die informierte Einwilligung (informed consent).[134] Die Bedingungen einer freien, informierten und damit ethisch vertretbaren Einwilligung werden vom Weltärztebund in der Deklaration von Helsinki definiert.[135] »Der Betroffene muss entscheidungsfähig sein, informiert und aufgeklärt über Zweck, Wesen, Nutzen und Risiken der Studie, deren Bedeutung verstanden haben und sich freiwillig und ohne Zwang für die Teilnahme entscheiden können.«[136] Dafür wird vorausgesetzt, dass sowohl Zweck als auch Dauer eines Forschungsvorhabens vor der Durchführung absehbar sind und deshalb genau beschrieben werden können.[137]

Der Einsatz von Big Data stellt diese Standardlösung vor ein grundsätzliches Problem. Aufgrund der Eigenschaft, dass mit selbstlernenden Algorithmen auch Forschungsergebnisse erzielt werden können, die die Forscherinnen und Forscher zu Beginn eines Forschungsprojektes nicht zu antizipieren vermögen, ist es aus epistemischen Gründen nicht oder zumindest nicht vollständig möglich, die Forschungszwecke der Studie genau zu beschreiben bzw. alle möglichen Zwecke, zu denen die Daten genutzt werden könnten, im Voraus zu bestimmen. Vor diesem Hintergrund kann leicht der Eindruck entstehen, dass der Versuch in Bezug auf Forschung mit Big Data informierte Einwilligungen einzuholen, von vor-

---

[134] Vgl. Xafis et al. 2019: 232. Mittelstadt und Floridi kommen zu dem Schluss, dass die Hälfte der Beiträge, in denen es um Big Data und Gesundheit geht, die informierte Einwilligung diskutiert. Vgl. dies. 2016a: 454.
[135] Vgl. Deklaration von Helsinki.
[136] Richter / Buyx 2016: 313.
[137] Vgl. Buyx 2018: 177.

neherein zum Scheitern verurteilt sei.[138] Auch aus praktischen Gründen ist es schwierig, sich beim Umgang mit Big Data auf das Standardinstrument der informierten Einwilligung zu verlassen: Nicht selten werden Daten de-kontextualisiert und neu miteinander verbunden, sodass schließlich nicht mehr nachvollziehbar ist, welche Form der Einwilligung in Bezug auf ein bestimmtes Dataset vorgelegen hat.[139]

Ein weiteres Problem ist die Zweckbindung der klassischen Einwilligung. Die Sammlung von großen Datenmengen dient gerade dazu, dass sie für potenzielle Forschungsprojekte genutzt werden können, deren Zweck zum Zeitpunkt der Datengewinnung (noch) nicht absehbar ist bzw. (noch) nicht präzise definiert werden kann.[140] Insofern ist zu konstatieren, dass die »klassischen Regeln des Datenschutzes wie Datensparsamkeit, Datentrennung und Zweckbindung [...] den Interessen datenintensiver Forschung grundsätzlich [...] diametral gegenüber [stehen]«[141].

Ein weiterer Unterschied zur klassischen medizinischen Forschung ist die Art des potenziell eintretenden Schadens. Dem Grundsatz der Schadensvermeidung entsprechend müssen klinische Studien so angelegt sein, dass der Teilnehmer oder die Teilnehmerin möglichst nicht geschädigt werden, d. h. ihre körperliche Unversehrtheit gewahrt bleibt bzw. ein potenzieller Schaden nur dann in Kauf genommen wird, wenn er in der Gegenüberstellung mit den dadurch eröffneten Chancen auf Heilung vertretbar ist.[142] Falls das Risiko eines Schadens besteht, müssen Patientinnen und Patienten so aufgeklärt werden, dass sie abwägen können, ob sie bereit sind, die genannten Risiken in Kauf zu nehmen oder nicht. Dazu müssen sie sich auch im Klaren darüber sein, »was die Teilnahme jeweils für ihre Lebensführung bedeutet«[143].

Im Rahmen der Erhebung von personenbezogenen Daten und der Speicherung sowie Forschung mit Gesundheitsdaten ergibt sich eine etwas andere Situation. In der ethischen Diskussion um die Forschung mit

---

[138] Vgl. Prainsack / Buyx 2017: 115. Auch andere Autoren schätzen dies kritisch ein: Árnason 2004: 42. Ebenso argumentieren Mittelstadt / Floridi 2016a: 456–458.

[139] Vgl. Xafis et al. 2019: 232.

[140] Vgl. Mittelstadt / Floridi 2016b: 455 sowie Ulbricht / Weber 2017: 273.

[141] Winkler 2017: 27. Vgl. weiterführend zur Frage der Vereinbarkeit von Datenschutz und Big Data in der Medizin Abschnitt 4.3 (»Zweckbindung – Zweckvereinbarkeit«) des Teils 2 (Rechtliche Aspekte) des vorliegenden Sachstandsberichts.

[142] Das klassische Beispiel hierfür ist die Operation. Durch die Operation entstehen Verletzungen, wie zum Beispiel Schwellungen um die Nadelstiche herum, die aber in Kauf genommen werden aufgrund der Aussicht auf Heilung durch die Operation. Vgl. Beauchamp / Childress 2013: 151.

[143] Buyx 2018: 177.

Biobanken spricht man inzwischen von *informational harm*.[144] »Im Gegensatz zur klinischen und invasiven Forschung wird das Risiko für die körperliche Unversehrtheit bei einer Einwilligung zur Teilnahme an Biobanken als gering angesehen. Die möglichen Schadenspotenziale werden oft als ›informational harm‹, also als Risiken des Datenschutzes, beschrieben.«[145] Informierte Einwilligung, so wird argumentiert, sei vor allem dort wichtig, wo die körperliche Integrität von Menschen betroffen sei und durch medizinische Anwendungen Gesundheitsrisiken für Patientinnen und Patienten oder Teilnehmerinnen und Teilnehmer einer Studie entstehen können. Diese Art von Risiko sei bei Big-Data-Anwendungen in dieser Form nicht gegeben. Auch wenn die erhobenen Daten die eigene Person betreffen und daher privater Natur sind, bestehe nicht das Potenzial einer Schädigung.[146] Es bestehe lediglich das Risiko, eventuell re-identifiziert zu werden und infolgedessen einer möglichen Diskriminierung ausgesetzt zu sein. Dieses Risiko wird im Kontext von Biobanken jedoch als minimal eingeschätzt.[147]

Auf der einen Seite ist es problematisch, wenn zu enge Einwilligungsformen sinnvolle medizinische Forschung erschweren oder unmöglich machen. Auf der anderen Seite stellen informationelle Selbstbestimmung und Autonomie von Patientinnen und Patienten Güter dar, die geschützt werden müssen.[148] Infolge der grundlegenden Veränderungen der klassischen Settings im Zuge der Verwendung von Big Data im Gesundheitssektor stellt sich deshalb die Frage, welche alternativen Möglichkeiten es gibt, bei Big-Data-Anwendungen die Autonomie und informationelle Selbstbestimmung von Patienten und Patientinnen sowie Studienteilnehmern und Studienteilnehmerinnen zu wahren.

Es gibt grundsätzlich zwei Strömungen, die auf unterschiedliche Weise versuchen, mit dem Wert der Autonomie im Kontext der Nutzung von Big-Data-Technologien umzugehen und diese zu wahren. Der eine Zweig, den man als ›traditionell‹ bezeichnen könnte, konzentriert sich auf den Begriff der Autonomie und versucht, das Konzept der informierten Einwilligung so weiterzuentwickeln, dass es den neuen Anforderungen gerecht wird, die Big-Data-Anwendungen stellen. Der andere Zweig argumentiert, »dass für eine informierte autonome Entscheidung nicht vollständige Informiertheit im bisher angestrebten Sinn notwendig

---

[144] Hofmann et al. 2009.

[145] Richter / Buyx 2016: 316.

[146] Es gibt aber auch Tendenzen von philosophischer Seite, informationellen Schaden und eine körperliche Schädigung auf einer ähnlichen Ebene zu verorten. Vgl. von Müller 2014: 57.

[147] Vgl. Prainsack / Buyx 2017: 115.

[148] Vgl. Mittelstadt / Floridi 2016a: 456 und Gethmann 2018: 95.

ist«[149] und bemüht sich darum, das Konzept der Autonomie neu zu denken und einen neuen ethischen Rahmen zu entwickeln, in den Autonomie neben anderen Werten eingebettet ist.[150] Beide Theoriezweige werden im Folgenden dargestellt und diskutiert.

3.1 Autonomie-zentrierte Ansätze zur Weiterentwicklung des Konzeptes der informierten Einwilligung

Wie herausgestellt wurde sind mit dem Konzept einer informierten Einwilligung in klassischem Sinne einerseits erhebliche Einschränkungen für die medizinische Forschung verbunden. Andererseits steht in Frage, ob die informierte Einwilligung aus epistemischen Gründen im Kontext von Big-Data-Anwendungen überhaupt möglich ist. Die Alternative zum engen Modell der informierten Einwilligung ist das der breiten Einwilligung, des sogenannten *broad consent* oder *blanket consent*. Damit stimmen Patient oder Patientin bzw. Studienteilnehmer oder Studienteilnehmerin grundsätzlich multiplen, noch offenen Zwecken zu und ermöglichen so eine große Flexibilität im Umgang mit ihren Daten.[151] Für den *broad consent* sprechen zunächst einige pragmatische Argumente. Insbesondere wird argumentiert, dass diese Variante weniger aufwendig für alle Beteiligten sei. Deshalb führe sie auch zu weniger *drop-outs*, d.h. zu weniger Abbrüchen der Studienteilnahme.[152] Im Fokus des folgenden Abschnitts stehen allerdings die ethisch-philosophischen Argumente für und gegen die breite Einwilligung.

Die breite Einwilligung ist insofern zu befürworten, als dass sie genau den Anforderungen, die im Zusammenhang mit Big-Data-Anwendungen bestehen, entspricht: Sie ermöglicht eine Weiterentwicklung der Forschung im Rahmen der Möglichkeiten, auch wenn zum Zeitpunkt der Datengewinnung die Zwecke noch nicht absehbar sind. Problematisch ist allerdings, dass Patientinnen und Patienten bzw. Studienteilnehmerinnen und Studienteilnehmer mit der breiten Einwilligung letztlich die Kontrolle über ihre Daten verlieren und außerdem nicht über die weitere Nutzung ihrer Daten informiert werden.[153] Aus diesem Grund werden derzeit Alternativen sowie hybride Lösungen diskutiert. Dazu zählen

---

[149] Richter / Buyx 2016: 319.
[150] So zum Beispiel Steinmann et al. 2016; Braun / Dabrock 2016 lassen dies auch anklingen.
[151] Vgl. Prainsack / Buyx 2017: 115.
[152] Vgl. ibid.: 316.
[153] Vgl. Buyx 2018: 177.

die dynamische Einwilligung (dynamic consent), die stellvertretende Einwilligung durch ethische Gremien, auf die die informationelle Selbstbestimmung des Individuums übertragen wird, sowie verschiedene Hybrid-Modelle.

3.1.1 Die stellvertretende Einwilligung

Eine Möglichkeit, den bisher skizzierten Schwierigkeiten zu begegnen, ist das Modell der Delegation der informationellen Selbstbestimmung. Die Patientin oder der Patient überlässt dabei einem bestimmten ethischen Gremium die Entscheidung über den weiteren Umgang mit ihren bzw. seinen Daten. Diese Variante ist besonders mit Blick auf die zunehmende Komplexität der medizinischen Forschung durch Big Data attraktiv. Angesichts der stetigen Weiterentwicklung von sehr komplexen Technologien wird es aus Sicht von Patientinnen und Patienten immer schwieriger überhaupt zu verstehen, wozu die gewonnenen Daten genutzt werden. Bei mangelndem Verständnis kann nicht mehr von einer *informierten* Einwilligung gesprochen werden. Eine Kommission von Expertinnen und Experten würde hingegen über die geforderte Expertise verfügen und könnte so zum Entscheidungsträger werden – so auch im Fall der Wiederverwendung von Daten für andere Zwecke. Insbesondere wenn Patientinnen oder Patienten schon verstorben sind und Anschlussforschungen in die Wege geleitet werden sollen, wäre dies eine Möglichkeit zu gewährleisten, dass die bereits gesammelten Daten weiterhin nutzbar bleiben und für die Forschung nicht verloren gehen.[154]

Diese Variante wird in der Literatur unterschiedlich bewertet. Einige Autorinnen und Autoren halten diese Verfahrensweise für eine Unterminierung des Konzeptes der Autonomie, da Autonomie ja gerade bedeute, dass das Individuum selbst bestimme und nicht jemand anderes.[155] Übertragene Autonomie sei eben nicht direkte Autonomie. Andere Autorinnen und Autoren stehen dem Delegationsmodell ebenfalls kritisch gegenüber. Gemessen an einer informierten Einwilligung im eigentlichen Sinne sei das Modell der stellvertretenden Einwilligung bloße Augenwischerei.[156] Außerdem setze es voraus, dass die Zustimmungsfähigkeit der Datengebenden (zum Beispiel von Material für Biobanken) grundsätzlich übertragbar sei. Die Expertengremien, die über die weitere Verwendung von Daten in neuen Forschungsszenarien entscheiden, müssten

---

[154] Vgl. Mittelstadt / Floridi 2016a: 456.
[155] Vgl. Boddington 2012: 117–118.
[156] Vgl. Richter / Buyx 2016: 317–318.

in der Lage sein, die Wertvorstellungen und Vorgaben der Probanden und Probandinnen zur Nutzung der von ihnen gespendeten Proben zu überwachen.[157] Hier wird allerdings auch das Potenzial dieses Verfahrens deutlich: Ethische Wertvorstellungen können wesentlich allgemeiner formuliert werden als konkrete Forschungsvorhaben, was den Entscheidungsrahmen letztlich offener und flexibler gestaltet.

Unerlässlich für einen ethisch angemessenen Rückgriff auf solche Gremien sind allerdings Kriterien zur Besetzung und Arbeitsweise derselben. So ist es zum Beispiel unverzichtbar, dass die Mitglieder solcher Kommissionen oder Gremien keinen Interessenskonflikten ausgesetzt sind.[158] Dazu zählt auch, dass sie keine finanziellen Interessen an der Forschung der jeweiligen Einrichtung haben dürfen.

3.1.2 Die dynamische Einwilligung

Eine Alternative zur stellvertretenden Einwilligung ist die dynamische Einwilligung. Sie bezeichnet ein Verfahren, in dem Patienten oder Patientinnen zum Beispiel über eine Online-Plattform die Möglichkeit erhalten, eine erneute Einwilligung zu zukünftigen Forschungsprojekten mit ihren Daten zu geben, falls sich das Forschungssetting verändert hat.[159] Alle Forschungsschritte sind dabei für Patientinnen und Patienten transparent und nachvollziehbar und es steht ihnen frei, ihre Einwilligung zu neuen Ansätzen, die über die initiale Einwilligung hinausgehen, erneut zu erteilen oder eben zu entziehen. Allerdings soll die dynamische Zustimmung »nicht als Ersatz für Zustimmung, sondern als eine Erleichterung der Modifikation dieser Zustimmung angesehen«[160] werden. Die Stärken dieses Ansatzes liegen auf der Hand: Die Dynamik der Einwilligung entspricht der Dynamik der Forschung mit Big Data. Es bleibt jedoch das kognitive Problem: Insbesondere, wenn sich die Forschung auf komplexe Art und Weise weiterentwickelt oder verändert, kann kaum gewährleistet werden, dass Patientinnen und Patienten bzw. Probandinnen und Probanden überhaupt in der Lage sind, den Gegenstand ihrer Einwilligung zu erfassen. Außerdem besteht weiterhin ein Problem, wenn Patientinnen und Patienten oder Probandinnen und Probanden nicht mehr in der Lage sein sollten, das Forschungsprojekt zu begleiten; entweder, weil sie sich aus persönlichen Gründen dagegen entscheiden oder aber wenn sie ver-

---

[157] Vgl. ibid.
[158] Vgl. Prainsack / Buyx 2017: 115.
[159] Vgl. Budin-Ljøsne et al. 2017: 3.
[160] Richter / Buyx 2016: 319.

sterben oder krankheitsbedingt nicht mehr in der Lage sein sollten, einzuwilligen (etwa aufgrund einer schweren demenziellen Erkrankung). Eine weitere Schwierigkeit dieses Ansatzes besteht in seiner Umsetzbarkeit sowie der potenziellen Überforderung von Probanden und Probandinnen, sowohl auf inhaltlicher Ebene als auch auf technischer Ebene. So schließt etwa die Verwaltung über eine Online-Plattform Menschen aus, »die nicht gewandt im Umgang mit den neuen technologischen Möglichkeiten sind (sogenannter *technological divide*)«[161]. Selbst wenn Probandinnen und Probanden im Umgang mit neuen technologischen Möglichkeiten geübt sind, könnten sie sich von dem Aufwand, der mit der dynamischen Einwilligung verbunden ist, überfordert fühlen, was wiederum zu vermehrten *drop-outs* führen könnte und nicht forschungsförderlich wäre.

3.1.3 Hybride Modelle

Das Kaskadenmodell führt die verschiedenen Ansätze zusammen (cascading consent):

»Es geht von einer breiten Einwilligung als Standard aus und bietet dem Teilnehmer zusätzlich die gestaffelte Wahl zwischen allgemeinem *broad consent*, verschiedener *opt in*-Möglichkeiten in einzelne Forschungsprojekte – bis hin zur Möglichkeit, jeweils widersprechen zu können, wenn man mit einem bestimmten Forschungszweck nicht einverstanden ist.«[162]

Auch hybride Modelle sind jedoch Einwänden ausgesetzt. Lösungen, die *opt-out*-Möglichkeiten einschließen, sind in ethischer Hinsicht nicht äquivalent zur informierten Einwilligung.[163] Sie können außerdem problematisch sein, wenn die initiale Einwilligung in vulnerablen Momenten eingeholt wurde, zum Beispiel dann, wenn sich Erkrankte eine Behandlung wünschen, die sie ohne die Einwilligung nicht erhalten würden.

In vielerlei Hinsicht kann die ethische Diskussion von Biobanken als Orientierungshilfe dienen. Dort wird das Modell der breiten Einwilligung befürwortet.[164] Es sei allerdings nur dann anzuwenden, wenn es in den Folgestudien, für die eine Einwilligung erforderlich ist, um die gleichen Ziele gehen soll und auch die gleichen ethischen Prinzipien innerhalb des Forschungssettings erhalten bleiben. Sollte dies nicht der Fall

---

[161] Ibid. 322.
[162] Ibid.: 318.
[163] Vgl. Mittelstadt / Floridi 2016a: 457.
[164] Vgl. Prainsack / Buyx 2017: 115.

sein, wird in einer zweiten Stufe das Modell der stellvertretenden Einwilligung empfohlen.

Einige Autorinnen und Autoren sind der Meinung, dass es möglich ist, »Modelle zu entwickeln, die den *broad consent* mit voller Informiertheit umsetzbar machen«[165]. Andere Autorinnen und Autoren halten dies aufgrund der schon angesprochenen epistemischen Schwierigkeiten für grundsätzlich unmöglich.[166] Vereinzelt wird die Überzeugung vertreten, dass es eine informierte und gleichzeitig breite Einwilligung grundsätzlich nicht geben kann.[167]

Deshalb wurden in diesem Abschnitt die möglichen Alternativen diskutiert. Die breite Einwilligung ist zwar forschungsförderlich, eignet sich allerdings nur eingeschränkt für die volle Gewährleistung der Selbstbestimmung von Personen. Sie mag aber vor allem unter dem Aspekt der Solidarität, zum Beispiel bei der Biobanken-Forschung, die zu präferierende Lösung sein. Die dynamische Einwilligung ermöglicht eine Flexibilität, die der Dynamik der Forschung mit Big Data angemessen ist, wirft aber einige praktische wie auch ethische Probleme auf, wie etwa das Problem der inhaltlichen Überforderung der Probandinnen und Probanden. Die stellvertretende Einwilligung ist eine Möglichkeit, die Werte des Individuums in der fortlaufenden Forschung weiterhin zu vertreten. Ob diese wiederum für die Wahrung der Autonomie der Probandinnen und Probanden geeignet ist, hängt davon ab, ob ihre Durchführung, etwa durch Rahmenbedingungen für die jeweiligen Gremien, gelungen ist.

3.2 *Ansätze zur Entwicklung eines neuen ethischen Rahmens zum Schutz von Autonomie*

Die zweite Strömung in der aktuellen Debatte um die informierte Einwilligung spricht sich angesichts der skizzierten Divergenz zwischen informierter Einwilligung und der Realität der Forschung mit Biobanken dafür aus, Autonomie neu zu denken.[168] Im Folgenden wird skizziert, welche Argumente in der Debatte der Biobanken-Forschung vorgebracht

---

[165] Richter / Buyx 2016: 318. Richter und Buyx verweisen auf Hofmann 2009, Hofmann et al. 2009 und Sheehan 2011.

[166] Vgl. Árnason 2004; Caulfield 2003; Hofmann 2009; Hofmann et al. 2009.

[167] Árnason formuliert: »[T]here is no such thing as ›general informed consent‹«. Ders. 2004: 42.

[168] Vgl. Richter / Buyx 2016: 319–320.

werden.[169] Anschließend wird geprüft, auf welche anderen Bereiche der Forschung und Behandlung mit Big Data diese Argumente übertragbar sind.

Das erste Argument zielt auf das Verständnis der informierten Einwilligung. Es wird argumentiert, »dass für die informierte autonome Entscheidung nicht vollständige Informiertheit im bisher angestrebten Sinne notwendig«[170] sei. Es sei vielmehr wesentlich, »dass die angestrebten Forschungsziele mit den Wertevorstellungen der Spender im Einklang stehen«[171], um von einer autonomen Entscheidung sprechen zu können. Diese Wertevorstellungen wirken wie ein Filter: So seien nicht mehr alle Informationen über das Forschungsvorhaben relevant, sondern nur noch jene, die das Wertesystem des Spenders oder der Spenderin betreffen.[172]

Ein weiterer Aspekt ist mit dem Begriff des individuellen Schadens verbunden. Die informierte Einwilligung schützt die individuellen Interessen des Patienten oder der Patientin bzw. des Probanden oder der Probandin, vor allem das Interesse an der eigenen Gesundheit. Biobanken stellen kein individuelles Risiko dieser Art für den Patienten oder die Patientin dar, gefährden allerdings potenziell die Privatheit des Individuums, nämlich dann, wenn zum Beispiel eine Re-Identifizierung vorgenommen wird oder die Biobank einem Hackerangriff ausgesetzt ist.[173] »Weil der Schaden am Einzelnen so gering und unwahrscheinlich ist, könnten andere, nicht-individuelle Prinzipien in Betracht gezogen werden, die stärker das Allgemeinwohl in den Vordergrund stellen.«[174]

Das Prinzip, das in diesem Kontext prominent diskutiert wird, ist das der Solidarität.[175] Die Grundidee ist, dass wenn auf der einen Seite die

---

[169] Vgl. weiterführend zu Aspekten der informierten Einwilligung in der Forschung mit Humanbiobanken Lanzerath 2019.

[170] Richter / Buyx 2016: 319.

[171] Ibid. Auf einen ähnlichen Zusammenhang verweist der Begriff der Zweckvereinbarkeit. Vgl. Abschnitt 4.3 (»Zweckbindung – Zweckvereinbarkeit«) des Teils 2 (Rechtliche Aspekte) des vorliegenden Sachstandsberichts.

[172] Vgl. Richter / Buyx 2016: 319 sowie Helgesson 2012 und Spellecy 2015.

[173] Die Re-Identifizierung eines Individuums aufgrund des Genoms ist grundsätzlich möglich, allerdings auch sehr aufwendig. Probandinnen und Probanden, die an Studien teilnehmen, bei denen es um Genomsequenzierung geht, müssen deshalb über das Risiko der Re-Identifizierung aufgeklärt werden. Vgl. Winkler 2017: 27. Ulrich Mansmann erläutert technische Möglichkeiten, die die Re-Identifizierung erschweren. Vgl. Abschnitt 8.4 (»Verfahren zum Datenschutz und zur gemeinsamen Nutzung«) des Teils 1 (Konzeptionelle, organisatorische und technische Aspekte) des vorliegenden Sachstandsberichts.

[174] Richter / Buyx 2016: 320.

[175] Vgl. ibid. Es ist speziell zu verweisen auf die Forschungsarbeiten von Callahan 2003, Chadwick 2011, Knoppers / Chadwick 2005, Prainsack / Buyx 2013 und Prainsack / Buyx 2016.

Schadensrisiken für den Einzelnen sehr gering, auf der anderen Seite die Nutzenpotenziale für die Allgemeinheit hingegen sehr hoch sind, »vom Einzelnen erwartet werden [kann], dass er oder sie diese geringen Schadensrisiken um der erhofften Ziele zu tragen bereit ist«[176]. Moderatere Positionen sehen in dieser Sichtweise zumindest eine Motivation für die Einzelne oder den Einzelnen, ihre oder seine Daten für Forschungszwecke zur Verfügung zu stellen, die der Allgemeinheit nutzen. Extremere Positionen sprechen sogar von einer »solidarisch-moralischen Pflicht der Bürger, in diesen Konstellationen Forschung zu unterstützen«[177].

Dagegen ist einzuwenden, dass die ›Pflicht‹ des Einzelnen, an gelungener medizinischer Forschung mitzuwirken, als ethisch unzumutbare Bürde verstanden werden kann.[178] Dennoch ist die Balance zwischen individuellen und kollektiven Interessen nicht leicht zu entscheiden.

Eine Fokussierung auf den Schutz individueller Persönlichkeitsrechte wird zumindest im Kontext der Biobanken-Forschung weitgehend als unangemessen eingeschätzt. Wenn Forschung sich nur innerhalb des Rahmens weiterentwickeln kann, der durch individuelle Einwilligungen zu einzelnen Projekten gesteckt wird, besteht die Gefahr, dass kollektive Probleme vernachlässigt werden, wie etwa die epidemiologische Forschung oder die Forschung im Bereich *Public Health*, in dem zum Beispiel die Effektivität von bestimmten staatlichen Gesundheitsinterventionen überwacht wird.[179] Die Konzentration auf Entscheidungen von Individuen sei mit einem Verständnis von Ethik verbunden, das völlig losgelöst von Politik und politischen Entscheidungen sei. Public-Health-Probleme gehen aber über den Rahmen der Entscheidungsreichweite Einzelner hinaus, sodass vor allem die Werte der Solidarität und der Gerechtigkeit gegenüber dem Wert der Autonomie stärker ins Gewicht fallen.[180] Um eine innovative Nutzung von Biobanken zu ermöglichen, so wird argumentiert, soll die künstliche Trennung zwischen Ethik und Politik sowie zwischen individuellen Rechten und dem Wohl der Allgemeinheit aufgehoben werden.[181]

Dafür müssen aber einige zentrale Voraussetzungen erfüllt sein: Personen, die Daten spenden, müssen sich weiterhin im Klaren darüber sein,

---

[176] Richter / Buyx 2016: 320.
[177] Ibid. Dies. verweisen auf die Arbeiten von Chadwick / Berg 2001 und Harris 2005.
[178] Vgl. Mittelstadt / Floridi 2016a: 458.
[179] Vgl. Brand et al. 2012: 12. Die globale Ausbreitung von COVID-19 im Frühjahr 2020 hat das eindrücklich vor Augen geführt.
[180] Brand et al. 2012: 11–12. Ein gutes Beispiel für die Erarbeitung eines ethischen Rahmens für *Public Health* bietet Coughlin 2006.
[181] Vgl. Brand et al. 2012: 12.

wozu ihre Daten genutzt werden sollen. Auch wenn konkrete Methoden oder Forschungszwecke noch nicht formulierbar sind, sollen mithilfe von einem *mission statement*, d. h. einer kurzen Stellungnahme über die Ziele und Werte eines Unternehmens oder einer Organisation, die grundsätzlichen Ziele der Biobank gegenüber den Spenderinnen und Spendern offengelegt werden.[182] Die Einzelnen werden nur dann eine breite Einwilligung geben, wenn sie Vertrauen in die Institution und ihre Vorgehensweise haben. »[G]ute Regulation, Kommunikation und entsprechende [...] Schutzmechanismen – kurz: der ›governance‹ sind der Schlüssel zum Vertrauen der Spenderinnen und Spender.«[183] Der Begriff ›Governance‹ erfasst die organisatorischen und rechtlichen Rahmenbedingungen eines Unternehmens oder einer Institution.[184] Unter *consent to governance* ist daher die generelle Einwilligung in die Praktiken, Abläufe und dadurch geschützten oder vertretenen Werte einer Institution zu verstehen. *Good governance* bedeutet, dass die Praktiken ethischen Vorgaben und der wissenschaftlichen Redlichkeit entsprechen.

Im Kontext der Biobanken-Forschung gibt es also gute Gründe, dem Interesse der Allgemeinheit unter sorgfältigen Vorgaben gegenüber Individualinteressen den Vorrang einzuräumen. Welche dieser gerade skizzierten Überlegungen lassen sich auf Fragestellungen rund um Big Data in der Medizin anwenden?

3.2.1 Information, Kommunikation und Transparenz

Auch bei einem gewöhnlichen Arztbesuch oder Krankenhausaufenthalt können Daten in Bezug auf noch unklare, potenzielle Zwecke gesammelt werden. Relevant wird dann die Überlegung, ob und wenn ja in welchem Ausmaß dadurch ein Schaden für die Patientinnen und Patienten entstehen kann. Falls dieses Risiko als gering einzuschätzen ist und der mögliche Nutzen der Sammlung der Daten wiederum als hoch bewertet wird, kann es ethisch vertretbar oder sogar geboten sein, die Daten zu sammeln.

Eine wichtige Voraussetzung ist dann wiederum die des Vertrauens und das Konzept des *consent to governance*. Der oder die Einzelne muss mit den ethischen Maßgaben einverstanden sein, unter denen mit ihren oder seinen Daten im Rahmen der Klinik oder Forschungseinrichtung auf regionaler oder gar nationaler Ebene verfahren wird. Dazu ist es notwendig, dass die organisatorischen und rechtlichen Rahmenbedingungen, die

---

[182] Vgl. Richter / Buyx 2016: 321.
[183] Ibid.
[184] Vgl. Langkafel 2014: 15.

sogenannte *governance*, dem Patienten oder der Patientin transparent gemacht werden und er oder sie eventuell durch ein schriftlich formuliertes Leitbild (mission statement) darüber informiert wird, welche Ziele mit der Sammlung und eventuellen Verknüpfung und Auswertung der Daten verbunden sind.

3.2.2 Das Solidaritätsprinzip

Mit Blick auf das Prinzip der Solidarität wird argumentiert, dass Big Data als Gemeingut zu betrachten sei. Daten werden dann als ein wertvoller Rohstoff angesehen, »den der einzelne unter bestimmten Umständen dem Gemeinwesen zur Verfügung stellen muss«[185]. Dies solle allerdings weiterhin nach den Maßgaben der Selbstbestimmung geschehen. Das Individuum als Patient oder Patientin, Proband oder Probandin, Kunde oder Kundin und Staatsbürger oder Staatsbürgerin verleihe seiner Autonomie durch seine freie Entscheidung Ausdruck, seine Daten der Gemeinschaft zur Verfügung zu stellen. Der Schutz der Privat- und Intimsphäre des Individuums werde dabei durch die Integrität der gegenübergestellten Institution gewährleistet.[186] Vertrauenswürdigkeit und Transparenz von Prozessen müssen demnach zwingende Vorrausetzungen für den Solidaritätsgedanken sein, wenn nicht am Ende der Eindruck entstehen soll, dass der oder die Einzelne im Sinne des Allgemeinwohls ausgebeutet werden soll.[187]

Wenn die Umsetzung eines solchen Umgangs mit Big Data allerdings gelingt, und die gesetzliche Regulierung den Bürgerinnen und Bürgern diesen Selbstbestimmungsraum eröffnet, dann können die Einzelnen als freie und verantwortliche Akteurinnen und Akteure in das Geschehen eingreifen und müssen nicht bevormundet werden. Das Solidaritätsprinzip greift auch, wenn es um medizinische Handlungsweisen geht, die von epidemiologischer Art oder populationsbezogen sind.

3.2.3 Geringer Schaden oder unwahrscheinlicher Schaden

Das Konstrukt eines minimalen Schadensrisikos für den einzelnen Patienten oder die einzelne Patientin lässt sich nicht auf alle Big-Data-Anwendungen übertragen. Auf der Hand liegen zum Beispiel die Gefahr der Fehldiagnostik und infolgedessen einer Fehltherapie aufgrund des Ein-

---

[185] Gethmann 2018: 96.
[186] Vgl. ibid.
[187] Vgl. Lanzerath 2019: 97.

satzes von KI.[188] Dies sind allerdings Risiken, die grundsätzlich bei jeder Methode in der Medizin bestehen. Gefordert wird deshalb, dass alle Big-Data-gestützten Technologien nach den Kriterien der evidenzbasierten Medizin überprüft werden müssen, bevor sie zum Einsatz kommen. Es besteht allerdings noch Unklarheit darüber, wer die Kosten dafür übernimmt.[189]

Ein weiteres Risiko, durch das der Patient oder die Patientin Schaden nehmen können, stellen falsch-positive Befunde dar, die eine Übertherapie oder eine fehlgeleitete Therapie nach sich ziehen können. Dieses Phänomen könnte mit Big Data zunehmen.[190] Außerdem erhöht sich möglicherweise auch das Risiko, dass Patientinnen und Patienten zur Verfügung gestellte Informationen (etwa durch eine elektronische Gesundheitskarte) falsch verstehen und dadurch »Angstreaktionen« oder »Fehl verhalten aufgrund nur scheinbar vorliegender Krankheitszustände«[191] auftreten. Gerade vulnerable Personen müssen davor geschützt werden, um einem *neglect*, d. h. der Vernachlässigung bestimmter Personengruppen vorzubeugen. Dies widerspricht dem Prinzip, »dass Menschen gut und in gleicher Weise in einem Gesundheitssystem versorgt und behandelt werden sollen (Gerechtigkeitsprinzip)«[192]. Um beurteilen zu können, wie hoch das Risiko des individuellen oder gesellschaftlichen Schadens ist, muss daher das Einsatzfeld von Big-Data-Technologien berücksichtigt werden.

Matthias Braun und Peter Dabrock stellen grundsätzliche Überlegungen dazu an, wie das Phänomen Big Data unsere Gesellschaft verändert. Sie halten die Konzentration auf Fragen der Privatheit (privacy) für eine Verengung. Die Herausforderungen, die sich durch Big Data für das Gesundheitssystem und die Gesellschaft ergeben, halten sie für sozial-ethische Herausforderungen. Sie begründen das damit, dass Big Data Sozialität transformiere, da »durch Big-Data vorangetriebene Prozesse die Individualität größerer sozialer Gruppen und ganzer Gesellschaften einer Neukonfiguration« aussetze.[193] Die Transformation an sich sei allerdings nichts Bedenkliches, weil es immer Veränderungen gebe. Problematisch werde es erst, wenn solche Transformationsprozesse und ihre Konsequenzen nicht mehr durch Diskurs und Partizipation gestaltbar seien, sondern Freiheitsräume verschlossen würden, ohne dass sie Thema eines

---

[188] Vgl. Beier et al. 2019: 264–265.
[189] Vgl. Sahm 2018: 126.
[190] Vgl. ibid.: 122.
[191] Ibid.: 127.
[192] Lanzerath 2018: 313.
[193] Braun / Dabrock 2016: 315.

diskursiven bzw. demokratischen Prozesses gewesen wären. ›Partizipation‹, ›Mitgestaltung‹, ›Transparenz‹ und ›vertrauensvolle Kooperation‹ sind deshalb auch die Schlüsselbegriffe, die im Rahmen ihrer Empfehlungen für den Umgang mit Big Data fallen.[194] In Abschnitt 5 werden die damit angesprochenen Konzepte im Einzelnen erörtert.

4.___ Die besondere Rolle des Vertrauens für den Umgang mit Big Data in der Medizin

Aufgrund der neuen Herausforderungen, mit welchen sich die Gesellschaft durch Big Data konfrontiert sieht, rückt der Begriff des Vertrauens immer stärker in den Fokus ethischer Erwägungen. Vertrauen spielt nicht nur eine zentrale Rolle für das Arzt-Patient-Verhältnis, sondern auch für das Verhältnis des Individuums zum gesamten Gesundheitssystem. Damit Big Data in der Medizin so genutzt werden kann, dass es für alle Beteiligten Vorteile generiert, ist die Partizipation der Staatsbürgerinnen und Staatsbürger erforderlich, die bereit sind, ihre Daten der Forschung zur Verfügung zu stellen oder an Studien teilzunehmen. Eine notwendige Voraussetzung dafür ist ihr Vertrauen, dass personenbezogene Daten auf verantwortungsvolle und redliche Weise gewonnen, gespeichert und verwendet werden. Vertrauen kann deshalb als soziales Kapital verstanden werden, das durch einen einzigen Vorfall schwer erschüttert werden kann.[195]

Welche schwerwiegenden Konsequenzen ein solch gravierender Vertrauensverlust nach sich ziehen kann, zeigt der Fall der englischen Initiative »data.care«.[196] Ziel der Initiative war eine breite Sammlung und Zusammenführung von Gesundheitsdaten der Bevölkerung Großbritanniens. Die Initiative verlor allerdings das Vertrauen der Bevölkerung. Eine Analyse von Äußerungen auf Twitter zeigte, dass in der Bevölkerung Bedenken weit verbreitet waren, die einerseits die Datensicherheit betrafen, andererseits die Rolle von privaten Unternehmen innerhalb des Projekts sowie die grundsätzliche Legalität des Vorhabens; data.care wurde eingestellt und die zugehörige Datenbank CPRD auf Eis gelegt.[197]

Dieser Fall macht deutlich, dass ein großes Problem bei der Frage des Vertrauens der Staatsbürgerinnen und Staatsbürger in die Verwendung

---

[194] Vgl. ibid: 325.
[195] Vgl. Barber 1983: 9 sowie Braun / Dabrock 2016: 317.
[196] Vgl. van Staa et al. 2016: 1.
[197] Vgl. ibid.

von Big Data in der Medizin der fehlende Zugang zu zuverlässigen Informationen über den Umgang mit ihren Daten ist. In den meisten Fällen besitzen Bürgerinnen und Bürger kein explizites Wissen darüber, in welcher Form Patientendaten benutzt werden bzw. wie weit diese Nutzung potenziell reichen kann.[198] Für bestimmte Fokusgruppen wurde jedoch herausgefunden, dass das Vertrauen von Personen in die Verwendungsweisen von Big Data mit einem erhöhten Zugang zu Informationen über selbige gestärkt wird.[199] Transparenz und die Ermöglichung von Partizipation fördern also das Vertrauen. Je mehr Aufklärung gegenüber der oder dem Einzelnen geleistet wird, je mehr wird ihm oder ihr ermöglicht autonome Entscheidungen zu treffen. Es gibt daher auch einen theoretischen Zusammenhang zwischen dem Begriff des Vertrauens und dem Begriff der Autonomie. Im Folgenden wird daher zunächst dieser Zusammenhang dargestellt, bevor auf Maßnahmen zur Förderung des Vertrauens eingegangen wird.

4.1 Der Zusammenhang zwischen Vertrauen und Selbstbestimmung

Aufgrund der oben angesprochenen Begrenztheit der Möglichkeiten, die tatsächliche Reichweite der Datenverarbeitung und -weitergabe von Seiten des Individuums vollständig oder wenigstens in weiten Teilen nachzuvollziehen, scheint die individuelle Autonomie im Sinne der Selbstbestimmung in Anbetracht von Big Data in der Medizin zumindest teilweise Beschränkungen zu unterliegen. Innerhalb der zahlreichen konzeptuellen Ansätze zur Autonomie auf theoretischer Ebene müssen im Kontext von Big Data vor allem Ansätze relationaler Autonomie in den Blick genommen werden, welche primär auf die Untersuchung sozialer Komponenten und deren Einfluss auf die Autonomie einzelner Personen fokussieren.[200] Hierbei wird häufig von Autonomie als sozialem Status gesprochen; autonom zu sein könne etwa bedeuten, in einer bestimmten autoritären Position in Hinblick auf sein eigenes Leben unter Miteinbezug von anderen zu stehen.[201] Eine andere Sichtweise ist, Autonomie anhand gelungener Selbstverhältnisse zu messen, welche wiederum auf ge-

---

[198] Vgl. ibid. Die Autoren beziehen sich auf eine Studie des General Medical Council, die 2014 veröffentlicht wurde.
[199] Vgl. ibid. Die Autoren beziehen sich auf die Studie »Let's get the best quality research we can – Public awareness and acceptance of consent to use existing data in health research«, Hill et al. 2013.
[200] Vgl. Steinfath 2016: 35.
[201] Vgl. Oshana 2006: 94.

lungene Beziehungen zu anderen angewiesen sind.[202] Übertragen auf den hier zu untersuchenden Kontext würde dies bedeuten, dass die personale Autonomie von Bürgerinnen und Bürgern eines Staates eng mit einer ›gelungenen Beziehung‹ zum Staat selbst verbunden ist, welche sich beispielsweise durch ein vertrauensvolles Verhältnis zwischen den Staatsbürgerinnen und Staatsbürgern als Individuen und dem Staat selbst ergibt.

Einige Theoretikerinnen und Theoretiker vertreten bei ihren konzeptuellen Überlegungen zum Verhältnis von Autonomie und Vertrauen den Standpunkt, dass Vertrauen nicht nur eine notwendige Bedingung von relationaler Autonomie darstellt, sondern vielmehr als eigentlicher Ermöglichungsfaktor selbiger betrachtet werden muss. Eine solche Position wird beispielsweise von Onora O'Neill vertreten, die sich auf moderne Gesellschaften auch mit dem Ausdruck »risk societies« bezieht und hiermit vor allem auf die Veränderung der Risikowahrnehmung in der Bevölkerung hinweist, welche sich ob der rasanten Veränderungen und Fortschritte technologischer Möglichkeiten etabliert hat.[203] Holmer Steinfath verweist auf verschiedene Wechselwirkungen und Spannungen, welche zwischen den Konzepten des Vertrauens und der Selbstbestimmung bestehen. Einerseits sei Selbstbestimmung zwar mit Kontrolle über die eigenen Handlungen verbunden, Vertrauen in andere aber damit, einen Teil der Kontrolle abzugeben. Andererseits sei ein Akteur oder eine Akteurin ohne ein gewisses Vertrauen in die Umwelt, die Gesellschaft und in sich selbst geradezu handlungsunfähig.[204] Vertrauen und Autonomie zusammenzudenken impliziere deshalb eine Orientierung an gelungenen Selbst- und Sozialverhältnissen; Vertrauen ist notwendig für Autonomie, wird aber auch wiederum durch Autonomie befördert.[205]

Ein gutes Beispiel für das Verhältnis von Vertrauen und Autonomie ist das Arzt-Patient-Verhältnis. Wenn der Arzt oder die Ärztin dem Patient oder der Patientin zutraut, ein gewisses Verständnis für seine oder ihre (medizinische) Situation zu entwickeln und auf Basis dieses Verständnisses eine informierte Entscheidung für sich zu treffen, dann fällt es den Patientinnen und Patienten leichter, »den Mut für eigene Entscheidungen über sie betreffende medizinische Behandlungen [zu] finden«[206]. Auf der anderen Seite erleichtert es auch das Handeln der Ärztinnen und Ärzte, wenn Patientinnen und Patienten ihnen vertrauen. »Bei wechselsei-

---

[202] Vgl. Anderson / Honneth 2005.
[203] Vgl. O'Neill 2002: 8–10.
[204] Vgl. Steinfath 2016: 13.
[205] Vgl. ibid.: 60–61.
[206] Ibid.: 61.

tigem Vertrauen wachsen dann beiden Seiten neue Handlungsmöglichkeiten zu, die ihre Autonomie erweitern.«[207] Ein sehr wichtiges Instrument für die vertrauensvolle Arzt-Patienten-Beziehung ist das Instrument der Kommunikation. Damit Vertrauen nicht unterminiert wird, muss die behandelnde Ärztin oder der behandelnde Arzt deshalb genau erwägen, wie sie oder er Ergebnisse, die durch den Einsatz von Big Data generiert werden, kommuniziert. Gleichzeitig darf das Zur-Verfügung-Stellen von Informationen, beispielsweise in einer elektronischen Akte, die der Arzt oder die Ärztin der Patientin oder dem Patienten oder den Teilnehmenden einer Studie zur Verfügung stellt, nicht die Kommunikation ersetzen, sondern muss vielmehr mit besonderer Kommunikation verbunden sein.[208]

4.2 Lösungsansätze zur Festigung von Vertrauen in Big Data: Die Bedeutung von Transparenz und Partizipation

Um das wechselseitige Vertrauensverhältnis zwischen dem Staat und seinen Bürgerinnen und Bürgern zu festigen, werden verschiedene Lösungsansätze vorgeschlagen. Damit das Gesundheitssystem als staatliche Institution Big-Data-Technologien in vollem Maße zum Einsatz bringen kann, gehört es zu seinen wichtigsten Pflichten, nicht nur auf eine effektive, sondern auch auf eine verantwortungsvolle Art und Weise das Vertrauen der Bürgerinnen und Bürger in selbige Technologien zu stärken. Um fruchtbaren Boden für die Etablierung eines wechselseitigen Vertrauensverhältnisses zu schaffen, muss vor allem die öffentliche Wahrnehmung von Big-Data-Technologien und der Umgang mit selbigen durch ein hohes Maß an Transparenz und Partizipation geprägt sein.[209] Das kann nur geschehen, wenn die oben beschriebenen prozeduralen Prinzipien verwirklicht werden; etwa, dass Forschung auf allgemein nachvollziehbaren Gründen basiert und wissenschaftlichen Standards entspricht. Ein anderer Schlüsselfaktor, der das Vertrauen der Bevölkerung in Forschung mit Big Data stärkt, ist die Glaubwürdigkeit und wissenschaftliche Redlichkeit sowie Validität dieser Forschung.[210] Transparenz von Vorgehensweisen, Zugänglichkeit von Informationen sowie Möglichkeiten der Mitgestaltung und Partizipation stärken die Akzeptanz der For-

---

[207] Ibid.
[208] Vgl. ibid. und Lanzerath 2018: 313.
[209] Vgl. van Staa et al. 2016: 1. Mit Transparenz als oberstem Gebot entspricht die ethische Einschätzung der rechtlichen Maßgabe. Vgl. Abschnitt 4.4 (»Transparenz«) des Teils 2 (Rechtliche Aspekte) des vorliegenden Sachstandsberichts.
[210] Vgl. van Staa et al. 2016: 2.

schung mit Big Data. Mögliche Wege sind öffentlich zugängliche Zusammenfassungen, die Auskunft über die Ergebnisse geben, die mithilfe von Big Data erzielt wurden.[211] Ein wichtiges Stichwort ist hier sicherlich die ›Wissenschaftskommunikation‹, die sich an den Grundwerten der Wahrheit und Wahrhaftigkeit orientieren muss.[212] Die Chancen und Risiken von neuen Technologien in der Medizin müssen Teil des gesellschaftlichen Diskurses werden.[213] Darüber hinaus spielt selbstverständlich die sichere Speicherung von Daten eine wichtige Rolle. Big Data kann letztlich ohne Transparenz nicht rechtsstaatlich realisiert werden.[214] Diese Transparenz muss sich auf die wesentlichen Aspekte der Datenverarbeitung beziehen: »Rechtsgrundlagen, daraus abgeleitetes Regelwerk, Organisation, Verfahrensabläufe, technische Dokumentation, Daten-, Datensicherheits- und Datenschutzmanagement.«[215] Diese Aspekte werden durch ein entsprechendes Training des in der medizinischen Forschung und Versorgung tätigen Personals unterstützt, sodass individuelle Fähigkeiten und eine entsprechende Sensibilisierung der Einzelperson für mögliche Schwierigkeiten und Probleme die erfolgreiche und zuverlässige Anwendung entsprechender Richtlinien garantieren.[216] Die Tugenden der involvierten Akteurinnen und Akteure müssen u. a. Vertraulichkeit, Geduld und Wahrhaftigkeit sein.[217] Die Infrastrukturen in der Gesundheitsforschung, die sich bisher im Aufbau befinden,[218] müssen demnach intensiv ausgebaut werden, um eine ethisch vertretbare Forschung und Versorgung unter dem Einsatz von Big-Data-Technologien zu gewährleisten.

5.   Ausblick

Big Data in der Medizin birgt ein enormes Potenzial zu erheblichen Fortschritten und Verbesserungen im Gesundheitssektor beizutragen; es wäre ethisch nicht vertretbar, auf diese Form von Fortschritten aufgrund enger Datenschutzrichtlinien zu verzichten. Zugleich birgt Big Data in der Me-

---

[211] Vgl. ibid.
[212] Vgl. Amunts et al. 2018: 116.
[213] Vgl. Beier et al. 2019: 265.
[214] Vgl. Weichert 2014: 837.
[215] Ibid.
[216] Vgl. van Staa et al. 2016: 2.
[217] Vgl. Salerno et al. 2017: 300.
[218] Vgl. Abschnitt 3 (»Wie wurden Daten groß?«) des Teils 1 (Konzeptionelle, organisatorische und technische Aspekte) des vorliegenden Sachstandsberichts.

dizin vielfältige Gefahren, die Gewährleistung der medizinethischen Prinzipien der Autonomie, Schadensvermeidung, Gerechtigkeit und des Vertrauens zu unterminieren.

Innerhalb der ethischen Debatte um den Einsatz von Big-Data-Technologien in der Medizin steht deshalb in den meisten ethischen Ansätzen ein Wertepluralismus im Vordergrund, womit gleichzeitig die Schwierigkeit der Abwägung dieser Werte im Einzelfall verbunden ist. Auch wenn Fragen des Datenschutzes und der Privatheit in vielen Einzelbeiträgen breit diskutiert werden, sind weiterhin auch das Prinzip der Schadensvermeidung und das Prinzip der Fürsorge im Fokus der Diskussion. Bei dem Einsatz neuer Technologien ist zu zeigen, dass sich diese tatsächlich als nützlich erweisen, ohne Patientinnen und Patienten oder Probandinnen und Probanden zu schaden. Schaden kann dabei sowohl die körperliche Integrität als auch die informationelle Selbstbestimmung betreffen; zum Beispiel dann, wenn die Gefahr der Re-Identifizierung droht.

Des Weiteren besteht die Gefahr der Diskriminierung einzelner Gruppen oder Minderheiten durch Big Data. Deshalb ist es geboten, sowohl beim Design von Forschungsprojekten als auch beim Design einzelner Algorithmen gerechtigkeitsbezogene Überlegungen anzustellen und Gegenmaßnahmen zu ergreifen. Besonders dann, wenn in Systemen schon bestimmte Vorurteile vorhanden sind, ist es die Pflicht der verantwortlichen Akteurinnen und Akteure wie der Ärztinnen und Ärzte oder der Wissenschaftlerinnen und Wissenschaftler, diese ausfindig zu machen und ihre Effekte auszugleichen.

Wichtig ist außerdem bei der zunehmenden Einführung von Big Data Transparenz zu schaffen und auf Partizipationsmöglichkeiten zu achten, damit das Vertrauen der Bevölkerung in Big-Data-Technologien gestärkt wird und Freiheitsräume nicht unbemerkt verschlossen werden.

Literaturverzeichnis

Amunts, K. / Klingmüller, U. / Bormann, F.-J. (2018): Big Data in der Grundlagenforschung und der medizinischen Anwendung. In: Zeitschrift für medizinische Ethik 64 (2), 99–118.

Anderson, J. / Honneth, A. (2005): Autonomy, vulnerability, recognition, and justice. In: Christman, J. / Anderson, J. (ed.): Autonomy and the challenges to liberalism. Cambridge: Cambridge University Press, 127–149.

Árnason, V. (2004): Coding and consent: moral challenges of the database project in Iceland. In: Bioethics 18 (1), 27–49.

Barber, B. (1983): The logic and the limits of trust. New Jersey: Rutgers University Press.

Beauchamp, T. L. / Childress, J. F. (2013): Principles of biomedical ethics. New York/ Oxford: Oxford University Press.

Beauchamp, T. (2019): The principle of beneficence in applied ethics. In: Zalta, E. N. (ed.): The Stanford Encyclopedia of Philosophy (Spring 2019 Edition). URL https://plato.stanford.edu/archives/spr2019/entries/principle-beneficence/ [16. März 2020]

Beier, K. / Schickhardt, C. / Langhof, H. / Schumacher, T. / Winkler, E. C. / Schweda, M. (2019): Effiziente medizinische Forschung oder gläserner Patient? Szenarien der Big Data Medizin – Ethische und soziale Aspekte der Datenintegration im Gesundheitswesen. In: Ethik in der Medizin 31, 261–266.

Boddington, P. (2012): Ethical challenges in genomics research. A guide to understanding ethics in context. Berlin/Heidelberg: Springer.

Borck, C. (2017): Big Data: Praktiken und Theorien der Datenverarbeitung im historischen Querschnitt. In: NTM Zeitschrift für Geschichte der Wissenschaften, Technik und Medizin 254, 399–405.

Brand, A. / Schulte in den Bäumen, T. / Probst-Hensch, N. M. (2012): Biobanking for public health. In: Dabrock, P. / Taupitz, J. / Ried, J. (ed.): Trust in biobanking. Berlin/Heidelberg: Springer, 3–20.

Braun, M. / Dabrock, P. (2016): Ethische Herausforderungen einer sogenannten Big-Data basierten Medizin. In: Zeitschrift für medizinische Ethik 624, 313–329.

Budin-Ljøsne, I. / Teare, H. J. A. / Kaye, J. / Beck, S. / Bentzen, H. B. / Caenazzo, L. / Collett, C. / D'Abramo, F. / Felzmann, H. / Finlay, T. / Javaid, M. K. / Jones, E. / Katic, V. / Simpson, A. / Mascalzoni, D. (2017): Dynamic consent: a potential solution to some of the challenges of modern biomedical research. In: BMC medical ethics 18 (1), 4.

Buyx, A. (2018): Ethischer Kommentar. In: Zeitschrift für medizinische Ethik 642, 176–180.

Caulfield, T. / Upshur, R. E. G. / Daar, A. (2003): DNA databanks and consent: a suggested policy option involving an authorization model. In: BMC Medical Ethics 4 (1).

Callahan, D. (2003): Individual good and common good: a communitarian approach to bioethics. In: Perspectives in Biology and Medicine 46 (4), 496–507.

Chadwick, R. / Berg, K. (2001) Solidarity and equity: new ethical frameworks for genetic databases. Nature Reviews Genetics 2 (4), 318–321.

Chadwick, R. (2011): The communitarian turn: myth or reality? Cambridge Quarterly of Healthcare Ethics 20 (4), 546–553.

Coughlin, S. (2006): Ethical issues in epidemiologic research and public health practice. In: Emerging Themes in Epidemiology 3 (1), 1–10.

Dahlweid, M. (2018): Einsatzgebiete von KI in der Medizin. Enormes Potenzial. In: Führen und Wirtschaften im Krankenhaus 4, 308–309.

Deklaration von Helsinki – Weltärztebund (WMA) (2018): Deklaration von Helsinki – Ethische Grundsätze für die medizinische Forschung am Menschen. URL https:// www.bundesaerztekammer.de/fileadmin/user_upload/downloads/pdf-Ordner/ International/Deklaration_von_Helsinki_2013_20190905.pdf [26. Mai 2020].

Deutscher Ethikrat (Hg.) (2018): Big Data und Gesundheit – Datensouveränität als informationelle Freiheitsgestaltung. Stellungnahme. Berlin.

Düber, D. / Guthmann, T. / Quante, M. (2015): Paternalismus. In: Sturma, D. / Heinrichs, B. (Hg.): Handbuch Bioethik. Stuttgart/Weimar: Metzler, 122–128.

Faden, R. R. / Kass, N. E. / Goodman, S. N. / Pronovost P. / Tunis, S. / Beauchamp, T. L. (2013): An ethics framework for a learning health care system: a departure from traditional research ethics and clinical ethics. In: Ethical Oversight of Learning Health Care Systems. Hastings Center Special Report 43 (1), 16–27.

Floridi, L. (2008): Data. In: Darity, W. A. (ed.): International Encyclopedia of the Social Sciences. New York: Macmillan Reference, 234–237.

General Medical Council (ed.) (2015): Review of public and professional attitudes towards confidentiality of healthcare data. URL http://www.gmc-uk.org/Review_of_Public_and_Professional_attitudes_towards_confidentiality_of_Healthcare_data.pdf_62449249.pdf [18. März 2020].

Gethmann, C. F. (2018): Ethische Überlegungen zu den Chancen und Risiken der digitalen Agenda im Gesundheitssystem. In: Zeitschrift für medizinische Ethik 642, 87–97.

Goodman, K. (2020): Ethics in Health Informatics. In: Yearbook of Medical Informatics 29 (1), 26–31.

Harris, J. (2005): Scientific research is a moral duty. In: Journal of Medical Ethics 31 (4), 242–248.

Heinrichs, B. / Pinsdorf, C. / Staab, T. (2017): Ethische Aspekte des Off-Label-Use. In: Jahrbuch für Wissenschaft und Ethik (21) 1, 47–68.

Helgesson, G. (2012): In defense of broad consent. In: Cambridge Quarterly of Healthcare Ethics 21 (1), 40–50.

Hill, E. / Turner, E. / Martin, R. / Donovan, J. (2013): »Let's get the best quality research we can«: public awareness and acceptance of consent to use existing data in health research: a systematic review and qualitative study. In: BMC Medical Research Methodology 13 (1), 72.

Hjørland, Birger (2018): Data (with Big Data and Database Semantics). In: Knowledge Organization 45 (8), 685–708.

Hofmann, B. M. (2009): Broadening consent- and diluting ethics? In: Journal of Medical Ethics 352, 125–129.

Hofmann, B. M. / Solbakk, J. H. / Holm, S. (2009): Consent to Biobank Research: One size fits all? In: Solbakk, J. H. / Holm, S. / Hofmann, B. (eds.): The Ethics of Research Biobanking. Boston: Springer, 3–23.

Hübner, Dietmar (2015): Gerechtigkeit. In: Sturma, D. / Heinrichs, B. (Hg.): Handbuch Bioethik. Stuttgart/Weimar: Metzler, 44–50.

Kettinger, W. J. / Li, Y. (2010): The infological equation extended: towards conceptual clarity in the relationship between data, information and knowledge. In: European Journal of Information Systems 19 (4), 409–421.

Knoppers, B. M. / Chadwick, R. (2005): Human genetic research: emerging trends in ethics. In: Nature Reviews Genetics 6 (1), 75–79.

Langkafel, P. (2014): Big Data in Medizin und Gesundheitswirtschaft. Diagnose – Therapie – Nebenwirkungen. Heidelberg: medhochzwei.

Lanzerath, D. (2019): Ethische Aspekte. In: Sturma, D. / Lanzerath, D. (Hg.): Humanbiobanken. Freiburg/München: Alber, 87–143.

Ders. (2018): Ethik-Kommentar. Begrenzt autonom. In: Führen und Wirtschaften im Krankenhaus 4, 312–313.

Larson, E. B. (2013): Building trust in the power of »Big Data« research to serve the public good. In: JAMA 309 (23), 2443–2444.

LeCun, Y. / Bengio, Y. / Hinton, G. (2015): Deep learning. In: Nature 521, 436–444.

Lyon, A. (2016): Data. In: Humphreys, P. (ed.): The Oxford Handbook of Philosophy of Science. Oxford: Oxford University Press, 738–758.

Lyre, H. (2017): Der Begriff der Information: Was er leistet und was er nicht leistet. In: Pietsch, W. / Wernecke, J. / Ott, M. (Hg.): Berechenbarkeit der Welt? Philosophie und Wissenschaft im Zeitalter von Big Data. Wiesbaden: Springer VS, 477–493.

Mittelstadt, B. D. / Floridi, L. (2016a): The ethics of Big Data: Current and foreseeable issues in biomedical contexts. In: Dies. (Hg.): The ethics of biomedical Big Data. Cham: Springer International Publishing, 445–480.

Dies. (2016b) (Hg.): The ethics of biomedical Big Data. Cham: Springer International Publishing.

O'Neill, O. (2002): Autonomy and trust in bioethics. Cambridge: Cambridge University Press.

Dies. (2016): Public health or clinical ethics: thinking beyond borders. In: Dies. (ed.): Justice Across Boundaries. Cambridge: Cambridge University Press, 211–224.

Oshana, M. (2006): Personal Autonomy in Society. Aldershot: Ashgate.

Pasquale, F. (2015): The black box society. The secret algorithms that control money and information. Cambridge, Massachusetts/London: Harvard University Press.

Prainsack, B. / Buyx, A. (2017): Solidarity in biomedicine and beyond. Cambridge: Cambridge University Press.

Richter, G. / Buyx, A. (2016): Breite Einwilligung (broad consent) zur Biobank-Forschung – die ethische Debatte. In: Ethik in der Medizin 28 (4), 311–325.

Röhrig, R. / Weigand, M. A. (2014): Ethische Aspekte. In: Langkafel, P. (Hg.): Big Data in Medizin und Gesundheitswirtschaft. Diagnose – Therapie – Nebenwirkungen. Heidelberg: medhochzwei, 103–113.

Sahm, S. (2018): Big Data und medizinische Praxis. In: Zeitschrift für medizinische Ethik 64 (2), 119–130.

Salerno, J. H. / Knoppers, B. M. / Lee, L. M. / Hlaing, W. (2017): Ethics, big data and computing in epidemiology and public health. In: Annals of epidemiology 27 (5) 297–301.

Sänger, J. / Richthammer, C. / Hassan, S. / Pernul, G. (2014): Trust and Big Data: A roadmap for research. Workshop on security in highly connected IT systems, September 1–5, 2014, Munich. URL http://epub.uni-regensburg.de/30431/1/Final_Paper.pdf [18. März 2020].

Schaefer, G. O. / Tai, E. S. / Sun, S. (2019): Precision Medicine and Big Data. In: Asian Bioethics Review 113, 275–288.

Schildmann, J. / Vollmann, J. (2015): Arzt-Patient-Verhältnis. In: Sturma, D. / Heinrichs, B. (Hg.): Handbuch Bioethik. Stuttgart/Weimar: Metzler, 194–199.

Shannon, C. E. (1948): A mathematical theory of communication. In: Bell Systems Technical Journal 27, 379–423.

Sheehan, M. (2011): Can broad consent be informed consent? In: Public Health Ethics 43, 226–235.

Spellecy, R. (2015): Facilitating autonomy with broad consent. In: American Journal of Bioethics 15 (9), 43–44.

Steinfath, H. (2016): Das Wechselspiel von Autonomie und Vertrauen – eine philosophische Einführung. In: Steinfath, H. / Wiesemann, C. (Hg.): Autonomie und Vertrauen. Schlüsselbegriffe der modernen Medizin. Wiesbaden: Springer, 11–60.

Steinmann, M. / Matei, S. A. / Collmann, J. (2016): A Theoretical Framework for Ethical Reflection in Big Data Research. In: Collmann, J. / Matei, S. A. (eds.): Ethical Reasoning in Big Data. Cham: Springer International Publishing, 11–27.

Ulbricht, M.-R. / Weber, K. (2017): Adieu Einwilligung? Neue Herausforderungen für die informationelle Selbstbestimmung im Angesicht von Big Data-Technologien. In: Friedewald, M. / Lamla, J. / Roßnagel, A. (Hg.): Informationelle Selbstbestimmung im digitalen Wandel. Wiesbaden: Springer Vieweg, 265–286.

UN-Sozialpakt – UN General Assembly (1966): International covenant on economic, social and cultural rights. In: United Nations Treaty Series 993 (3), 2009–2057. URL https://www.ohchr.org/EN/ProfessionalInterest/Pages/CESCR.aspx [26. Mai 2020].

van Staa, T. P. / Goldacre, B. / Buchan, I. / Smeeth, L. (2016): Big health data: the need to earn public trust. In: BMJ 354.

von Müller, A. (2014): Ein paar philosophische Überlegungen zu Big Data. In: Langkafel, P. (Hg.): Big Data in Medizin und Gesundheitswirtschaft. Diagnose – Therapie – Nebenwirkungen. Heidelberg: medhochzwei, 53–60.

Vayena, E. / Gasser, U. / Wood, A. / O'Brien, D. / Altman, M. (2016): Elements of a new ethical framework for Big Data research. In: Washington and Lee Law Review Online 72 (3), 420–441.

Weichert, T. (2014): Big Data, Gesundheit und der Datenschutz. In: Datenschutz und Datensicherheit 38, 831–838.

Winkler, E. (2017): Big Data in Forschung und Versorgung: Ethische Überlegungen und Lösungsansätze. In: Frankfurter Forum: Diskurse 16, Vortrag 3, 22–31.

Xafis, V. / Schaefer, G. O. / Labude, M. K. / Brassington, I. / Ballantyne, A. / Lim, H. Y. / Lipworth, W. / Lysaght, T. / Stewart, C. / Sun, S. / Laurie, G. T. / Tai, E. S. (2019): An ethics framework for Big Data in health and research. In: Asian Bioethics Review 11 (3), 227–254.

Zarsky, T. (2016): The trouble with algorithmic decisions: An analytic road map to examine efficiency and fairness in automated and opaque decision making. In: Science Technology and Human Values 41, 118–132.

Zook, M. / Barocas, S. / Boyd, D. / Crawford, K. / Keller, E. / Gangadharan, S. P. / Goodman, A. / Hollander, R. / Koenig, B. / Metcalf, J. / Narayanan, A. / Nelson, A. / Pasquale, F. (2017): Ten simple rules for responsible big data research. In: PLOS Computational Biology 13 (3), e1005399.

Kontaktinformationen

Benedikt Buchner, Prof. Dr. LL.M. (UCLA), Professor für Bürgerliches Recht, Gesundheits- und Medizinrecht an der Universität Bremen sowie Direktor des Instituts für Informations-, Gesundheits- und Medizinrecht (IGMR), Bremen. Anschrift: Universitätsallee, GW1, 28359 Bremen. URL https://www.uni-bremen.de/igmr

Dirk Lanzerath, Prof. Dr. phil., Geschäftsführer des Deutschen Referenzzentrums für Ethik in den Biowissenschaften (DRZE), Universität Bonn sowie Honorarprofessor für Ethik und Wissenschaftsethik an der Hochschule Bonn-Rhein-Sieg. Anschrift: Bonner Talweg 57, 53113 Bonn. URL http://www.drze.de

Ulrich Mansmann, Prof. Dr. rer. nat., Professor für Biometrie und Bioinformatik an der Medizinischen Fakultät der Ludwig-Maximilians-Universität München sowie Direktor des Instituts für Medizinische Informationsverarbeitung, Biometrie und Epidemiologie (IBE), München. Anschrift: Marchioninistr. 15, 81377 München. URL https://www.ibe. med.uni-muenchen.de

Maximilian Schnebbe, Doktorand und Wissenschaftlicher Mitarbeiter am Institut für Informations-, Gesundheits- und Medizinrecht (IGMR) der Universität Bremen. Anschrift: Universitätsallee, GW1, 28359 Bremen. URL https://www.uni-bremen.de/igmr

Dieter Sturma, Prof. Dr. phil., Professor für Philosophie an der Universität Bonn sowie Direktor des Deutschen Referenzzentrums für Ethik in den Biowissenschaften (DRZE), des Instituts für Wissenschaft und Ethik (IWE), Bonn sowie des Instituts für Ethik in den Neurowissenschaften am Forschungszentrum Jülich (FZJ). Anschrift: Bonner Talweg 57, 53113 Bonn. URL http://www.dieter-sturma.de

Laura Summa, M. A., Wissenschaftliche Mitarbeiterin am Deutschen Referenzzentrum für Ethik in den Biowissenschaften, Universität Bonn. Anschrift: Bonner Talweg 57, 53113 Bonn. URL http://www.drze.de